Endlich gesund!

Erfahrungen mit Magnetschmuck und -accessoires

Dr. Verena Breitenbach

Dr. Verena Breitenbach ist in ihrer Praxis als Gynäkologin tätig. Aus Überzeugung setzt die engagierte Ärztin Magnetschmuck und -accessoires bei vielen Krankheitsbildern ein und erzielt damit beachtliche Erfolge. Im vorliegenden Buch hat sie Erfahrungsberichte mit Magnetschmuck und -accessoires zusammengetragen und kommentiert sie aus medizinischer Sicht. Ihr Anliegen ist es, das Thema Magnetschmuck einem breiten Publikum zugänglich zu machen. „Gerade die Kombination von Magnetkraft mit Medikamenten, alternativen Produkten oder auch Akupunktur kann oftmals zu einer Synergie der heilenden Kräfte führen. Der kranke Mensch sollte auf eine Eigentherapie verzichten; der gesunde Mensch kann allerdings jederzeit von den wohltuenden Wirkungen eines Magnetschmuckstücks oder Magnetaccessoires profitieren."

Bibliographische Information der Deutschen Nationalbibliothek

Die deutsche Nationalbibliothek verzeichnet diese Publikation in der Deutschen Nationalbibliographie; detaillierte bibliographische Daten sind im Internet über http://dnb.d-nb.de abrufbar.

7. Auflage / 2016
© Kiga-Fachverlag GmbH, Bingen 2012
Alle Rechte vorbehalten.

Bildquellen:
Titelbild: Daniel Laflor/Getty Images
www.shutterstock.com (Richard Kittenberger/S.6, Fribus Ekaterina/S.24, StockLite/S.62, Tyler Olson/S.64, Martin Valigursky/S.114)
www.fotolia.de (psdesign1/S.18+19, PiLensPhoto/S.26, jd-photodesign/S.28, Ingo Bartussek/S.36, Woodapple/S.38, Igor Yaruta/S.48, LE image/S.50, Kzenon/S.52+90, goodluz/S.72, Ljupco Smokovski/S.84, Anna Popkova/S.86, Lorraine Swanson/S.94, ArtmannWitte/S.110)

Druck: Görres-Druckerei und Verlag GmbH, Niederbieberer Str. 124, 56567 Neuwied

ISBN: 978-3-937964-70-6

Alle in diesem Buch beschriebenen Erlebnisberichte beruhen auf realen Fällen und sind sorgfältig recherchiert. Die dokumentierten Erfahrungen sollen jedoch nicht zur Eigentherapie motivieren. Insbesondere wird keine Garantie übernommen. Eine Haftung der Autorin und des Verlages sind ausgeschlossen.
Allgemeiner Hinweis: Personen, die elektronische Lebenshilfen wie Herzschrittmacher u.ä. nutzen, dürfen keine Magnete tragen. Schwangere sollten vor dem Tragen von Magnetschmuck und -accessoires ihren Arzt konsultieren.

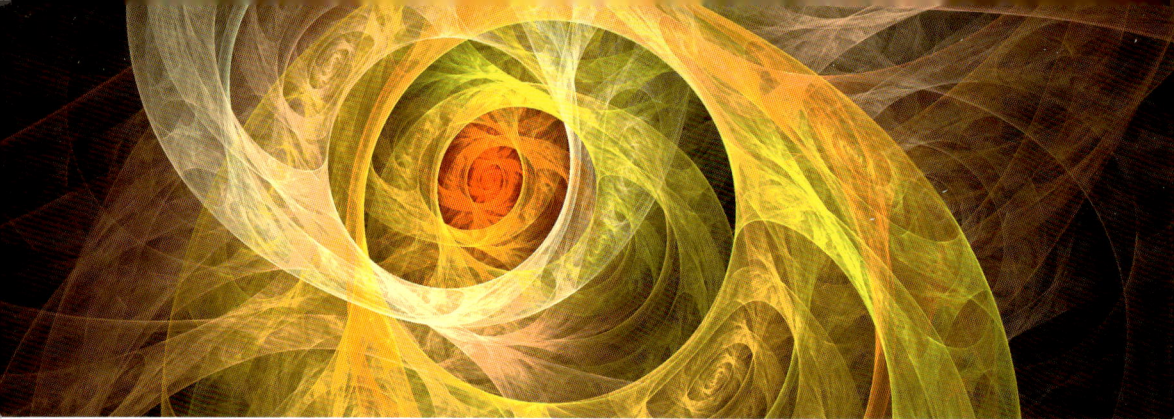

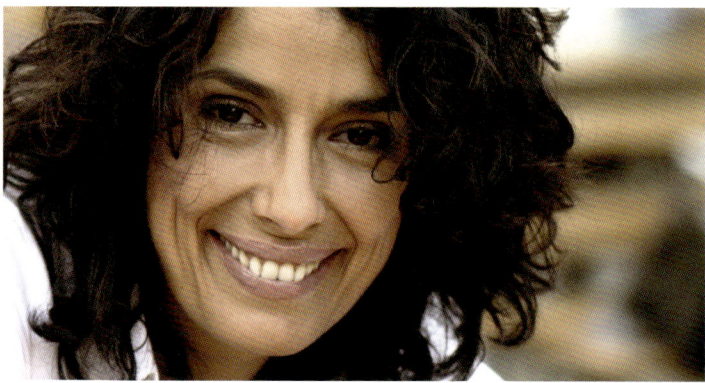

Dr. Verena Breitenbach

Bericht aus der gynäkologischen Praxis:
„Magnete wirken fast immer"

Seit fünf Jahren arbeite ich in meiner Praxis mit Magneten, speziell auch in der Form von Magnetschmuck, und um es vorwegzunehmen: Ich bin von den Ergebnissen begeistert. Selten ist die Rückmeldung meiner Patientinnen so einhellig ausgefallen wie bei der Anwendung von Magnetschmuck und Magnetaccessoires. Bei mir geht eine Fülle von Dankesschreiben ein – von Frauen, aber auch von ihren Männern.

Bisher hatte man kaum eine Möglichkeit, dem schwindenden Lustgefühl entgegenzuwirken.

Viele Frauen leiden unter mangelnder Lust, nicht nur in den Wechseljahren, sondern oft schon davor. Diese Frauen, besser gesagt die Paare, leiden sehr darunter. Leider gibt es für Frauen keine wirklich guten Heilmittel dagegen. Es handelt sich immer noch um ein Tabuthema, aber in meiner gynäkologischen Praxis reden die Frauen offen darüber, wenn sie auf Sex einfach keine Lust mehr haben, was erhebliche Auswirkungen auf das eigene Körpergefühl hat und langjährige Partnerschaften sehr belasten, im schlimmsten Fall sogar zerstören kann. Die Abnahme der Lust hängt mit der Umstellung der Hormone zusammen, mit der unter anderem eine verminderte Produktion von Scheidenflüssigkeit einhergeht. Für Männer hat man wirksame Mittel entwickelt, aber in der Frauenheilkunde hatte man bisher kaum eine Möglichkeit, dem schwindenden Lustgefühl entgegenzuwirken. Hormoncremes und -zäpfchen, die von der klassischen Medizin angeboten werden, stoßen auf wenig Akzeptanz.

Da ich einen ganzheitlichen Ansatz praktiziere, habe ich grundsätzlich ein Interesse an komplementären Heilmethoden. Und so bin ich eines Tages auf Magnete in der Medizin aufmerksam geworden. Ich wusste, dass bereits die alten Chinesen in ihrer berühmten traditionellen Medizin Magnetkraft als Heilmittel eingesetzt haben. Und mir war natürlich bewusst, dass heute mit unterschiedlichen Methoden Magnete in Therapieprozesse integriert werden. Aber die Wissenschaft hält sich zu diesem Thema sehr bedeckt, und deshalb hat die Magnetkraft ihren Weg in die medizinische Praxis noch nicht gefunden.

Ich hatte niemals von irgendwelchen Nebenwirkungen gehört und beschlossen, an die Erfahrungen traditioneller und alternativer Heilmethoden anzuknüpfen. Deshalb habe ich meinen Patientinnen empfohlen, es einfach mal mit Magneten auszuprobieren. Als praktikabelste Methode erwies sich das Tragen eines Magneten direkt im Slip. Die Resultate waren frappierend und übertrafen sowohl meine eigenen, als auch die Erwartungen meiner Patientinnen. Die Magnete wirkten fast immer. In den meisten Fällen fanden die Frauen zu einem erfüllten Sexualleben zurück, was eine enorme Steigerung der Lebensqualität bedeutete. Auch die gleichzeitige Anwendung einer Spirale war problemlos möglich.

Die Magnete wirkten fast immer.

Aber es passierte noch viel mehr, und zwar bei Frauen aller Altersstufen: Da mir einige Patientinnen berichteten, dass durch das Tragen eines Magneten zusätzlich Migräne, Müdigkeit und Abgeschlagenheit auffällig abgenommen hatten, beschloss ich, die Magnete auch bei anderen Beschwerden auszuprobieren.

Magnetkraft hat eine schmerzlindernde Wirkung bei Regelschmerzen.

Sehr schnell stellte sich heraus, dass Magnetkraft eine schmerzlindernde Wirkung bei Regelschmerzen hat. Für manche Frauen ist die Periode der reine Horror. Für diesen unweigerlich immer wiederkehrenden Schmerz eine wirksame Hilfe zu bekommen, ist eine richtige Wohltat. Auch bei funktionellen Beschwerden im Unterbauch, die sich in Krämpfen und Blutstaus äußern, bewirkt ein Magnet wahre Wunder. Sogar bei chronischen Infekten der Scheide war zu beobachten, dass in kürzester Zeit unter Einwirkung eines Magneten das Gleichgewicht in der Scheide wiederhergestellt werden konnte.

Bessere Durchblutung, besserer Stoffwechsel.

Aus meiner Sicht hat die vielfältige Heilwirkung der Magnete mehrere Ursachen, die auch durch Medikamente immer wieder angestrebt werden: Ich denke, dass die Gefäßdurchblutung angeregt wird, was eine verbesserte Versorgung mit Sauerstoff zur Folge hat. Immer wieder schildern mir Frauen ein angenehmes Wärmegefühl und ein allgemeines Wohlfühlen. Und ich denke, dass durch die Magneteinwirkung der Zellstoffwechsel optimiert wird. Die Zellen werden besser entschlackt, Abfallprodukte schneller und gründlicher abtransportiert. Hinzu kommt meiner Meinung nach ein grundsätzlich optimierter Energiefluss, wie er in fernöstlichen Medizinansätzen propagiert wird.

Die Tätigkeit der Thymusdrüse kann durch Magnetkraft reaktiviert werden.

Die Beschäftigung mit Magneten hat mich auf ein weiteres Phänomen aufmerksam werden lassen: Seit einiger Zeit wird der Thymusdrüse wieder mehr Beachtung geschenkt. In jungen Jahren ist dieses Organ, das sich ca. 7 cm unterhalb der Halsgrube befindet, für den Aufbau des Immunsystems verantwortlich. Nach der Pubertät bildet es sich bis zur angeblichen Funktionslosigkeit zurück. Inzwischen weiß man jedoch, dass durch einfaches Klopfen die Thymusdrüse reaktiviert werden kann. Der gleiche Effekt tritt nach meiner Beobachtung auf, wenn man einen Magneten direkt im Bereich der Thymusdrüse (hinter dem Brustbein) trägt. Auch hier ist die Wirkung verblüffend: Man fühlt sich vitaler und kraftvoller, ist weniger gestresst und erlebt mehr Lebensfreude.

Als ganzheitlich orientierte Ärztin, die auch homöopathische und kinesiologische Methoden anwendet, empfehle ich immer, bei einer Therapie einen Magneten in Absprache mit dem behandelnden Arzt oder dem Heilpraktiker einzusetzen. Gerade die Kombination von Magnetkraft mit Medikamenten, alternativen Produkten oder auch Akupunktur kann oftmals zu einer Synergie der heilenden Kräfte führen. Der kranke Mensch sollte auf eine Eigentherapie verzichten; der gesunde Mensch kann allerdings jederzeit von den wohltuenden Wirkungen eines Magnetschmuckstücks oder Magnetaccessoires profitieren.

Dr. Verena Breitenbach arbeitet als Frauenärztin, Autorin und Journalistin. Sie studierte in Ulm, Baltimore, London und in der Schweiz. Nach dem Medizinstudium mit amerikanischem Staatsexamen und einer Ausbildung zur Fachärztin absolvierte sie Zusatzausbildungen in Naturheilkunde, Homöopathie, Phytotherapie, Zytologie, Onkologie, Psychosomatik, Kinesiologie, NLP sowie in Präventiv- und Anti-Aging-Medizin.

Mit dem Ziel, ihren Patientinnen zu mehr Gesundheit und Glück zu verhelfen, arbeitet Frau Dr. Breitenbach nach den Grundsätzen ganzheitlicher Medizin. In Diagnose und Therapie bezieht sie Körper, Seele und Geist mit ein. Die Kombination von Schulmedizin und komplementären Heilmethoden lässt sie immer wieder auch neue Wege beschreiten, die sie in einer umfassenden Kommunikationstätigkeit in Print, Funk und TV einem großen Publikum mitteilt.

Blick in die Geschichte

Die Wirkung der Magnete auf den Menschen fasziniert seit Jahrtausenden

Im Laufe der Geschichte der Menschheit kann immer wieder beobachtet werden, dass die Erfahrungen der Völker, die sich in alten Weisheiten und tradierten Regeln niederschlagen, von einer immer weiter voranschreitenden Wissenschaft verifiziert werden. Eines der jüngsten Beispiele: Seit Generationen sind vor allem positiv eingestimmte Menschen der Überzeugung, dass Lachen die beste Medizin sei. Heute haben die Mediziner berechtigten Anlass zu der Vermutung, dass Lachen die Aktivierung des Endorphin-Systems in Gang setzt. Endorphine sind jene Botenstoffe, die Glücksgefühle auslösen. Wie man inzwischen weiß, spielen sie eine wichtige Rolle bei der Schmerzverarbeitung und bei der Bewältigung von physischem und psychischem Stress.

Wir sollten also etwas mehr Respekt walten lassen; auch wenn die Ansichten unserer Vorfahren mitunter etwas ominös erscheinen, so waren sie doch stets Kinder ihrer Zeit.

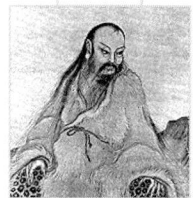

Die alten Chinesen *Um 2.500 v. Chr.*

Wahrscheinlich haben bereits die alten Chinesen Magnetkraft zu Heilungszwecken eingesetzt. In der traditionellen chinesischen Medizin nimmt die Akupunktur einen wichtigen Platz ein, bei der magnetisierte Nadeln zum Einsatz kommen.

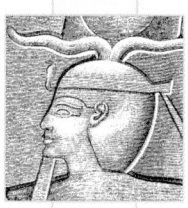

Die alten Ägypter *Um 2.500 v. Chr.*

Neben ägyptischen Mumien wurden Götzenstatuen aus Magnetstein gefunden. Bekannt sind auch die „mystischen Augen" von Steingottheiten mit starken magnetischen Eigenschaften. Sicher ist, dass die Ägypter Naturmagnete für Heilzwecke benutzt haben. Die medizinische Literatur des alten Ägypten erwähnt den Magnetstein an verschiedenen Stellen bei der Aufzählung von Heilmitteln.

Von Cleopatra (69 – 30 v. Chr.) wird gesagt, dass sie Magnete als Schönheitsmittel verwendet hat.

Thales von Milet *624 – 546 v. Chr.*

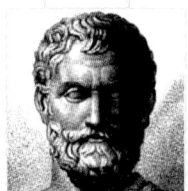

Einer der sieben Weisen; mit ihm beginnt die Naturphilosophie. Thales von Milet gilt als der Erste, der die Anziehungskräfte des Magnetsteins erkannt hat. Aus seiner Sicht besitzt der Magnet eine Seele.

Euripides *480 – 406 v. Chr.*

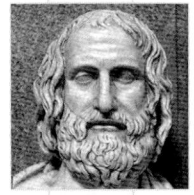

Der griechische Dichter verfasste ein Drama mit dem Titel „Elektra". Dieser Mädchenname wird zum Ursprungsbegriff der Elektronik. Nach Euripides wirkt der Naturmagnet auf die menschliche Psyche. Er kann die Meinung anziehen und wieder in den Hintergrund treten lassen.

Hippokrates *460 – 370 v. Chr.*

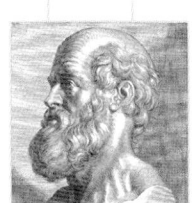

Der berühmteste griechische Arzt der Antike formulierte die Grundlagen der ärztlichen Ethik (Eid des Hippokrates), die bis in die heutige Zeit bestimmend sind. Hippokrates empfahl Magnetpulver gegen Unfruchtbarkeit.

Plinius *23 - 79*

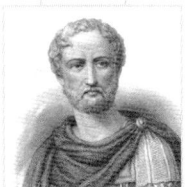

Plinius verfasste das umfangreiche Werk „Historia naturalis" und erwähnt darin, dass der Magnet gut für die Augen ist und Brandwunden heilt.

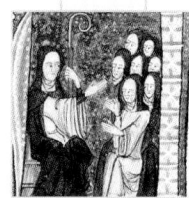

Hildegard von Bingen *1098 – 1179*

Hildegard von Bingen ist die bis heute populärste Frau des Mittelalters. Die visionäre Naturwissenschaftlerin erwähnt in ihrem Werk Physica/De Lapidibus den Magneten als Mittel gegen Lähmung, Schlaganfall und Gelbsucht.

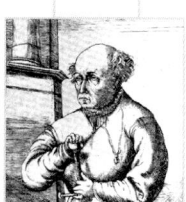

Paracelsus *1493 – 1541*

Der bedeutende Arzt, Chemiker und Philosoph der Renaissance vertraut auf die heilende Kraft der Magnete: Man solle nur den Magnetstein auf das Zentrum, von dem die Krankheit ausgeht, legen. Aus pulverisierten Magneten werden nach seiner Erfahrung heilende Pflaster hergestellt.

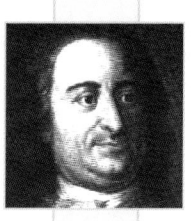

Christian Wolff *1679 – 1754*

Universalgelehrter und einer der wichtigsten Philosophen der Aufklärung: „Unter allem, was aus der Erde gegraben wird, ist nichts wunderbareres als der Magnet."

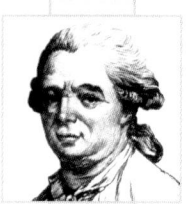

Franz Anton Mesmer *1734 – 1815*

Der Wiener Arzt propagierte den sogenannten „tierischen Magnetismus", der dem menschlichen Körper magnetische Eigenschaften zuwies. Seinerzeit waren bedeutende Persönlichkeiten wie Washington, Balzac und Schopenhauer von Messmers Lehren stark beeindruckt.

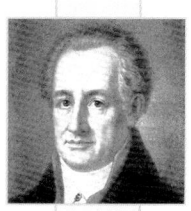

Johann Wolfgang von Goethe *1749 – 1832*

Mesmers Ansichten dürften auch den großen deutschen Dichterfürsten beeinflusst haben, wenn er sagt: „Wir haben alle etwas von elektrischen und magnetischen Kräften in uns und üben wie der Magnet selber eine anziehende und abstoßende Gewalt aus.

Unter Liebenden ist diese magnetische Kraft besonders stark und wirkt sogar in die Ferne."

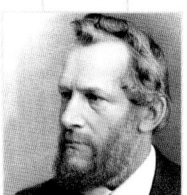

Emil du Bois-Reymond *1818 – 1896*

Dem Physiologen gelingt es als Erstem nachzuweisen, dass im tierischen und menschlichen Körper elektrische Ströme in Form von Muskel- und Nervenströmen fließen, mit den damit verbundenen magnetischen Wirkungen.

Linus Pauling *1901 - 1994*

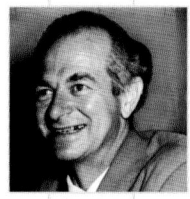

Linus Pauling wurde mit dem Nobelpreis für Chemie und mit dem Friedensnobelpreis ausgezeichnet. 1935 entdeckt er die magnetische Eigenschaft der roten Blutkörperchen.

Werner Heisenberg *1901 – 1976*

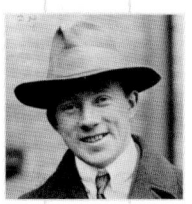

Der Nobelpreisträger der Physik schreibt der Magnetkraft eine Schlüsselrolle zu, indem er sagt: „Die magnetische Energie ist die elementare Energie, von der das gesamte Leben des Organismus abhängt."

Erwin Neher und Bert Sakmann *1991*

Verleihung des Nobelpreises in Physiologie/Medizin an die Professoren Neher und Sakmann für die Entwicklung der Patch-Clamp-Technik, mit der der Stromfluss durch die Zellmembran beim Stoffwechsel gemessen werden kann.

Thomas C. Skalak *21. Jahrh.*

Prof. Thomas C. Skalak lehrt und forscht an der University of Virginia. Er belegt, dass ein Magnetfeld entspannend auf Blutgefäße wirkt und z. B. zum schnelleren Abklingen von Schwellungen führt.

Magnete heilen wirklich!

Geheimnisse im Mikrokosmos

Seit Jahrtausenden schwören Menschen auf die Heilkraft des Magneten. Endgültig erforscht ist das Phänomen beileibe nicht. Aber die Wissenschaft scheint das Thema nicht länger ignorieren zu können. So haben in jüngster Zeit Wissenschaftler der Universität von Virginia (USA) in klinischen Experimenten Beobachtungen gemacht, die die Anhänger der Theorie von der Heilkraft der Magnete nicht weiter verwundern, den Forschern jedoch genügend Anlass geben sollten, den essenziellen Fragen auf den Grund zu gehen.

Die Wissenschaftler haben herausgefunden, dass Magnete die Durchblutung anregen oder den Fluss des Blutes regulieren können. Sie haben außerdem festgestellt, dass überdehnte Adern sich straffen und zu enge Gefäße sich entspannen. Schwellungen und Entzündungen ließen nach, Verletzungen heilten besser und schneller. Kratzer und sogar Narben milderten sich unter dem Einfluss eines Magneten deutlich.

Besonders beeindruckend war die Wirkung bei Sportverletzungen, so dass – absolut selten für eine etablierte Institution der klassischen Medizin – die Forscher den Rat geben, bei Verstauchungen, Beulen oder Schrammen Eisbeutel und Magnete abwechselnd aufzulegen.

Nach wie vor faszinierend ist die unglaubliche Vielfältigkeit der erfolgreichen Anwendung von Magnetkraft. Die unterschiedlichsten Krankheitsbilder nehmen einen positiven Verlauf, sobald ein Magnet ins Spiel kommt. Ist die Magnetkraft tatsächlich ein Allheilmittel, für das sie viele Menschen aus Überzeugung halten – und weil sie es am eigenen Leib gefühlt und erlebt haben? Oder gibt es einen Faktor, der allen geschilderten Genesungsprozessen gemeinsam ist, so unterschiedlich sie auch sein mögen?

Bei der Recherche zu diesem Buch und bei den vielen Gesprächen, die beim Zusammentragen der Erfahrungsberichte geführt wurden, tauchten immer wieder vier Begriffe auf: Blut, Nerven, Stoffwechsel und Wasser. Die Wissenschaft dringt immer tiefer in den Mikrokosmos ein und entschlüsselt täglich neue Geheimnisse. Vielleicht liegt hier die Antwort auf unsere Fragen. Auch das Erdmagnetfeld scheint eine Rolle zu spielen. Und etliche Berichte erzählen vom verstärkenden Zusammenspiel von Magnetkraft und Kupfer.

Um es gleich vorwegzunehmen: Die Antwort auf die Frage, welche ursächliche Wirkung ein kleiner Magnet in einem Schmuckstück auf die gesundheitliche Entwicklung hat, kann dieses Buch nicht geben. Besser gesagt: Die Antwort kann noch nicht gegeben werden. Es gibt inzwischen mehrere Ansätze, die plausibel erscheinen, aber noch keine streng wissenschaftlichen Beweise. Auf der anderen Seite sind die unzähligen positiven Erfahrungen mit Magnetschmuck so beeindruckend, dass die Autorin nicht warten wollte, bis die Wissenschaft eines Tages soweit ist und gesicherte Erkenntnisse liefern kann. Ob es jemals dazu kommt, ist zudem ungewiss, da das Thema Magnetismus für die finanzstarken Pharmakonzerne, die in der Regel die Forschung erst ermöglichen, nicht von Interesse sein dürfte.

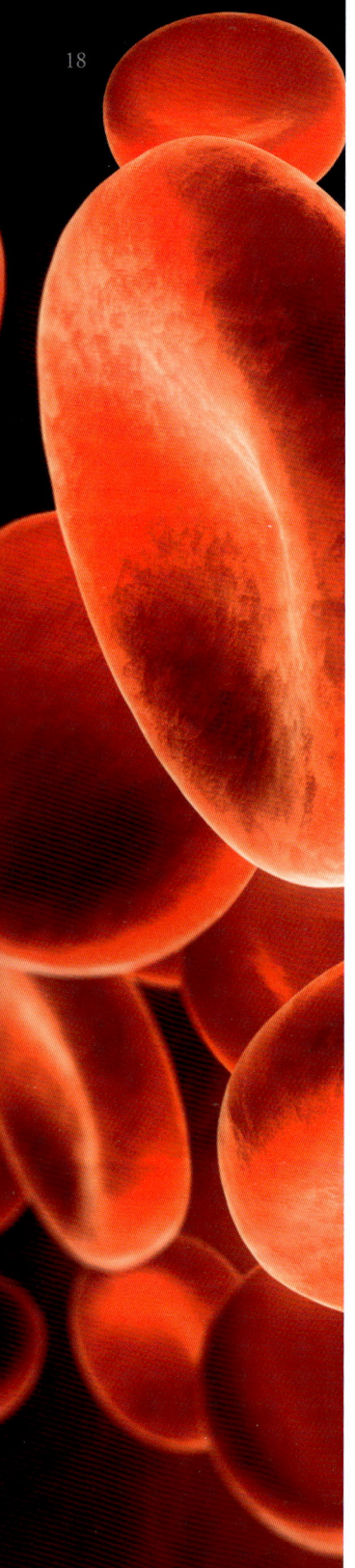

Blut – ein ganz besonderer Saft

Seit Urzeiten wird Blut als die Lebenskraft schlechthin angesehen. Heute wissen wir um die vielen Funktionen, die das Blut im Körper erfüllt: Eine seiner wichtigsten Aufgaben ist der Transport von Sauerstoff und Nährstoffen zu den Zellen. Ganz im Sinne einer effizienten Logistik nimmt es auf dem Rückweg die Abfallprodukte des Stoffwechsels mit. Außerdem befördert es Hormone und andere lebenswichtige Substanzen zwischen den Zellen. Als Teil des Immunsystems wehrt es Fremdkörper ab und hilft bei der Reaktion auf Verletzungen.

Beim Durchfluss durch die Lunge verändert sich das Blut. Es nimmt Sauerstoff auf. Und hier liegt der Ansatzpunkt für die Antwort auf die Frage, ob Magnetkraft auf das Blut wirken kann. Sie kann! Schon 1935 stellte Nobelpreisträger Linus Pauling fest, dass der rote Blutfarbstoff, das Hämoglobin, magnetische Eigenschaften aufweist und dass sich diese Eigenschaften – abhängig vom Sauerstoffgehalt – verändern. Sauerstoffarmes Hämoglobin enthält ungepaarte Elektronen und ist deshalb paramagnetisch, das heißt, dass es seine Anziehungskraft unter Einfluss eines externen Magnetfeldes verstärkt. In sauerstoffreichem Hämoglobin liegen keine ungepaarten Elektronen vor. Es ist deshalb diamagnetisch, schwächt sich unter Einfluss externer Magnetkraft ab, was zu einem Abstoßungseffekt führt. Diese Kräfte sind messbar und Grundlage der Magnetresonanztomographie (MRT).

Ein anderes Phänomen im Themenkomplex „Blut und Magnetismus" hat unter dem Begriff „Geldrollenbildung" Eingang in die Literatur gefunden. Die klassische Medizin sieht hierin keinen Krankheitswert, während Teile der alternativen Medizin der Geldrollenbildung bei der Diagnose Bedeutung zumessen. Feststehen dürfte jedoch, dass beim Verkleben der roten Blutkörperchen – und nichts anderes ist die Geldrollenbildung – die Gesamtoberfläche der Blutkörperchen, die für den Sauerstofftransport maßgeblich ist, sich verringert. Dies kann zu einer unzureichenden Versorgung mit Sauerstoff führen. Da

Hämoglobin auf Magnetkraft reagiert, ist auch eine Beeinflussung im Falle der Geldrollenbildung möglich, und die positiven Erfahrungsberichte mit Magnetschmuck dürfen auch in diesem Zusammenhang gesehen werden.

Das Nervensystem – die komplexe Körper-Kommunikation

Jede Funktion des Körpers hängt an viel weniger als dem berühmten seidenen Faden: an einem Nerv. Über die Nerven fließen die Informationen zu allen Vorgängen im Körper, die bewussten und auch die unbewussten. Alles, was wir sehen, hören, riechen und ertasten, wird zu Impulsen, die über die Nervenbahnen zum Gehirn strömen und dort zu entsprechenden Bildern, Tönen, Gerüchen und Empfindungen umgewandelt werden.

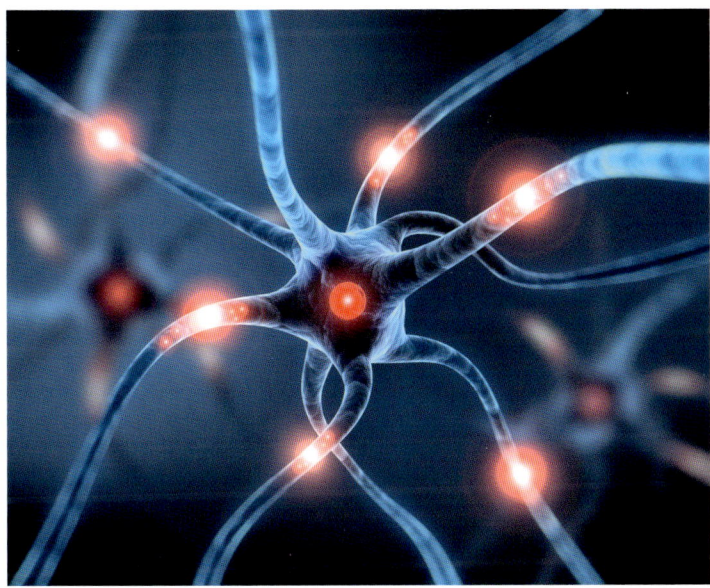

Kälte, Wärme, gute Laune, Hass, Liebe – alles findet über das Nervensystem seinen Platz in den beiden Gehirnhälften. Synapsenbildung heißt das Schlüsselwort. Die Forschung zu diesem Thema führt immer wieder zu neuer Faszination.

Auf der anderen Seite werden die Wünsche des Menschen nach Bewegung, Stillstand, Greifen, Sprechen, Schlucken – die Reihe ließe sich beliebig fortsetzen – ebenfalls durch die Nervenbahnen weitergeleitet. Rasend schnell werden die Botschaften bis zur Exekutive weitergeleitet, wo Sehnen und Muskeln die Befehle in der angeforderten Variation ausführen.

Bei jedem noch so geringen Informationsfluss, der über die Nervenzellfaser von Nervenzelle zu Nervenzelle weitergegeben wird, sind elektrische Impulse die treibende Kraft. Messbar ist dieser permanente Stromfluss über die Magnetfelder, die um ihn herum entstehen. So gibt das EEG Aufschluss über die elektrischen Entladungen im Gehirn, das EMG misst die Impulse entlang der Nervenbahn, die zur Muskelzelle führt.

In vielen Fällen haben Patienten, deren Nervensystem an unterschiedlichsten Stellen beeinträchtigt war, mit Magnetschmuck positive, meist ausgleichende Erfahrungen gemacht. Das Aufeinandertreffen körperinterner und externer Magnetfelder könnte hierfür eine Erklärung sein.

Stoffwechsel – Energieproduktion unter Spannung

Geschätzte 100 Billionen Zellen arbeiten in jedem Menschen, pro Stunde werden 1 Million neue Zellen gebildet – kleinste, hoch effiziente Kraftwerke, die über den Stoffwechsel den Körper mit dem nötigen Treibstoff versorgen. Dabei wechselt Stoff im wahrsten Sinne des Wortes: Rohmaterial wird aufgenommen

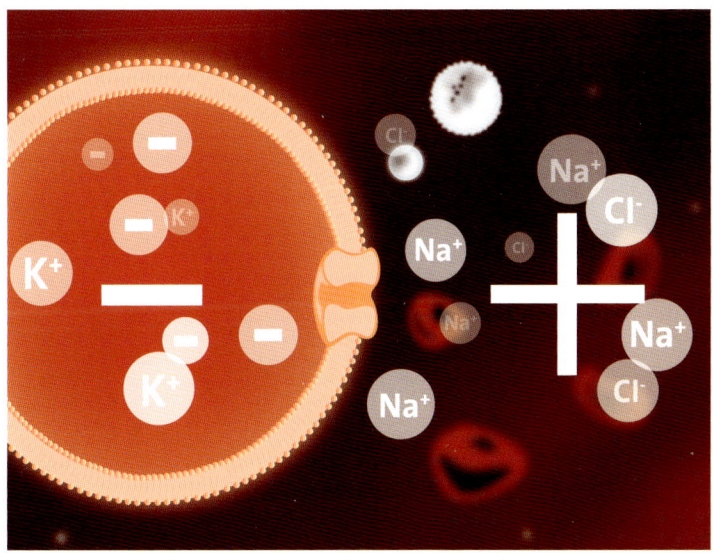

und zu neuen Komponenten und Energie umgewandelt. Auf dem Rückweg werden die Abfallprodukte entsorgt.

Der Transport der Stoffe erfolgt über einen Ionen-Austausch durch die Zellmembran. Diese umhüllt die Zelle, grenzt sie von ihrer Umgebung ab und kontrolliert, was rein oder raus darf. Innerhalb der Zelle besteht in der Regel eine negative elektrostatische Ladung, außerhalb ist sie positiv. Diese Potenzialdifferenz lässt die Ionen wandern: rein und raus. Durch einzelne Ionenkanäle in der Zellmembran fließt Strom – in unvorstellbar geringer Stärke, aber messbar. Als die Professoren Neher und Sakmann dieses Phänomen entdeckt hatten, war die Welt der Wissenschaft so fasziniert, dass den beiden für ihre so genannte Patch-Clamp-Technik 1991 der Nobelpreis in Physiologie/Medizin verliehen wurde.

Treten im Minikraftwerk Störungen auf, kann es zu einer Über- oder Unterproduktion lebenswichtiger Substanzen kommen.

Die Folge sind Stoffwechselkrankheiten wie Fettsucht, Diabetes, Gicht, Störungen der Schilddrüse, um nur einige wenige zu nennen.

Viele Erfahrungsberichte über Magnetschmuck und -accessoires belegen, dass Magnetkraft Stoffwechselkrankheiten heilen bzw. lindern kann. Ganz offensichtlich wirken die Magnetfelder, die vom Schmuckstück ausgehen, regulierend auf die gestörten Felder der Zelle. Allein die Kenntnis, dass bei der Funktion der Zelle Strom fließt und dadurch zwangsläufig ein Magnetfeld entsteht, sollte Anlass genug sein, diesen Ursache-Wirkungs-Mechanismus zu erforschen.

Gesundheit aus belebtem Wasser

Wasser gehört neben Feuer, Luft und Erde zu den vier Urelementen. Thales von Milet (624 – 546 v. Chr.) sah im Wasser den Urstoff allen Seins. „Am Anfang war das Wasser", so sagt es die Bibel in der Schöpfungsgeschichte. Und ob das Leben nun aus dem Ozean oder – so die neuste Hypothese – aus den wabernden

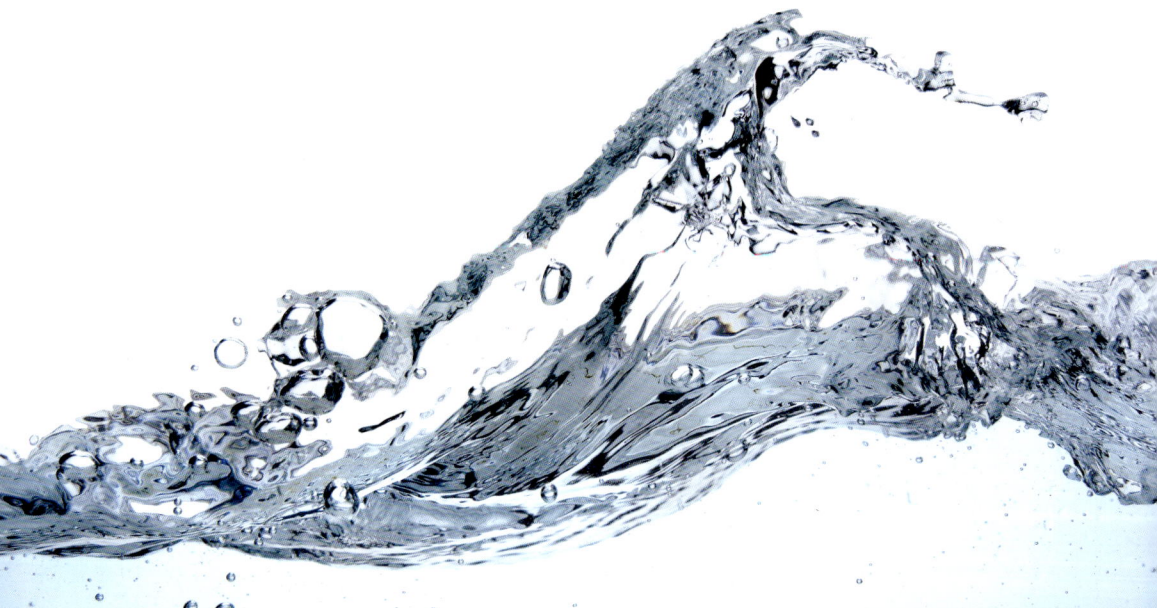

Dämpfen eines urzeitlichen Tümpels entstanden ist, fest steht jedenfalls, dass ohne Wasser kein Leben möglich ist.

Für den Menschen ist Wasser von immenser Bedeutung. 60%
seines Körpers bestehen aus Wasser. 2,5 l werden pro Tag ausgeschieden und müssen über die Nahrung wieder zugeführt werden.
Wasser ist Bestandteil jeder einzelnen Körperzelle und jeder Kör-
perflüssigkeit. Wasser transportiert im Blut Nährstoffe zu den Zellen, beeinflusst die Verdauung und reguliert den Wärmehaushalt.

Und auch die heilende Kraft des feuchten Elements steht seit
Jahrtausenden außer Frage. In ihrem gesamten Reich rund ums
Mittelmeer haben die Römer Thermalbäder hinterlassen, die
Vorläufer unserer Heilbäder. Bis in die heutige Zeit suchen und
finden Patienten hier die ersehnte Linderung. Die medizinische
Wirkung von Wasser wird unter anderem auf den Kälte-Reiz zu-
rückgeführt, der zu einer besseren Durchblutung der Haut führt.
Schmerzen, Kreislaufschwächen, Durchblutungsstörungen, fieb-
rige Erkrankungen, Schlafstörungen und Atemwegsbeschwerden
können aufgefangen und gemildert werden. Auch das vegetative
Nervensystem, die Hormonproduktion und darüber hinaus das
Immunsystem können durch Wasser beeinflusst werden.

Angesichts seiner umfassenden Bedeutung ist die Qualität des
Wassers entscheidend. Längst trinken wir nicht mehr das quellfri-
sche Wasser, das aus den Tiefen der Erde kommt und auf seinem
Weg durch die Schichten und unter Einfluss des Erdmagnetfeldes
seine Veredelung erfahren hat. Das Trinkwasser in unserer Zivili-
sation ist sicher in den meisten Fällen verantwortungsbewusst auf-
bereitet; seine ursprüngliche magnetisierte Qualität hat es jedoch
nicht wiedererlangt, wenn es bei uns aus der Leitung kommt.

Wir wissen heute, dass Wassermoleküle so genannte Dipole mit
elektrischen Eigenschaften sind. Die Wassermoleküle bilden
Ringe um Ionen, die ihrerseits positiv oder negativ geladen sind.

Bringt man einen Magneten ins Wasser, so erfolgt eine Ablenkung der Ionen entsprechend ihrer Ladung. Diese Neuorientierung der Ionen modifiziert den Strukturaufbau des Wassers und könnte ein Ansatz sein, um die mannigfaltige Wirkung magnetisierten, belebten Wassers auf die Gesundheit des Menschen zu erkunden. Bis dahin sind wir auf Erfahrungsberichte angewiesen von Menschen, die mit magnetisiertem Wasser zur gewünschten Lebensqualität zurückgefunden haben.

Kupfer – edel, hilfreich und gut

Bereits die ältesten bekannten Kulturen haben Kupfer gewonnen und genutzt. Die Spuren der Verwendung dieses Edelmetalls reichen bis ins achte Jahrtausend v. Chr. Damit dürfte Kupfer das traditionsreichste Metall zur Schmuckherstellung sein. In der so genannten Kupferzeit (5.-3. Jahrtausend v. Chr.) erlebte das leicht zu verarbeitende Metall einen völkerübergreifenden Boom. Dass Kupfer bis in die heutige Zeit nicht nur im Schmuckbereich gefragt ist, hat vielfache Berechtigung.

Schon in der Antike wurde dem Metall eine Heilwirkung zugesprochen. Hippokrates nutzte – vielleicht ohne es zu ahnen – seine keimtötende und durchblutungsfördernde Wirkung und

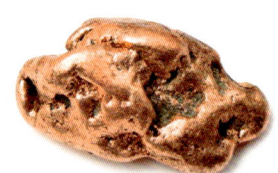

setzte Kupfer gegen Geschwüre und Krampfadern ein, während einige Jahrhunderte später Paracelsus eine Beeinflussung der Psyche für möglich hielt; zumindest gaben ihm seine Erfolge recht. Ob man nun – wie es die Alchimisten des Mittelalters taten – mit Kupfer die Weiblichkeit verbindet oder ob man Kupferschmuck trägt, um sich ganz einfach wohler und ausgeglichener zu fühlen, wie es heute vor allem viele Sportler tun – zu allen Zeiten waren große Hoffnungen mit dem Tragen von Kupferschmuck verbunden. Unter diesem Aspekt hat Kupfer das Leben von Generationen positiv beeinflusst.

Schon der Respekt vor seiner Tradition macht Kupfer zu einem hoch interessanten Material im Schmuckbereich. Und wieder einmal zeigt sich auch beim Thema Kupfer, dass das Altbewährte, der überlieferte Erfahrungsschatz alter Kulturen, äußerst innovativ sein kann. Augenblicklich ist die moderne Wissenschaft dabei, speziell die antimikrobielle Fähigkeit von Kupfer zu beweisen. Weltweit wird mit Hochdruck geforscht, da die Ergebnisse dringend gebraucht werden. Denn in den Krankenhäusern reichen die klassischen Hygienemaßnahmen nicht mehr aus. Deshalb wird ein Feldversuch an der Asklepios Klinik in Hamburg von der weltweiten Forschergemeinschaft als richtungsweisend betrachtet. Dabei wurden zwei Stationen mit Türgriffen, Türplatten und Lichtschaltern aus speziellen Kupferlegierungen ausgestattet.

Die Ergebnisse des Versuchs haben die Erwartungen übertroffen: Allein durch diese Maßnahme konnte die Keimbelastung um mehr als 33 % reduziert werden. Unter Laborbedingungen konnte bereits bewiesen werden, dass auf Oberflächen aus Kupfer innerhalb kürzester Zeit bis zu 99 % der Keime eliminiert wurden. „Geht doch!", möchte man den medizinischen Lehrstuhlinhabern zurufen, in der Hoffnung auf eine Ausdehnung ihrer Aktivitäten auf den Magnetschmuck.

Das Magnetfeld der Erde – kosmischer Schutz und mikrokosmischer Lebensfaktor

„Die magnetische Energie ist die elementare Energie, von der das gesamte Leben des Organismus abhängt", sagt der Nobelpreisträger der Physik Professor Werner Heisenberg. Vereinfacht könnte man auch sagen: Ohne Magnetismus kein Leben.

Heisenbergs Aussage hat einen kosmischen und einen mikrokosmischen Aspekt. Zum einen ist im Inneren der Erde ein gigantischer Geodynamo aktiv, der bewirkt, dass unser Planet von einem allumfassenden Magnetfeld umhüllt wird. Dieser magnetische Schutzschild schirmt die Erdoberfläche von den geladenen Partikeln des Sonnenwindes ab, die nach Eruptionen der Sonne auch in Richtung Erde geschleudert werden. Diese hochenergetischen Teile der Sonne würden jedes Leben auf der Erde möglicherweise verhindern, wenn sie nicht vom magnetischen Schutzschild abgefangen würden. Beim Eindringen in die Erdatmosphäre werden die Teilchen durch diesen Schutz zu magnetischen Stürmen – für das menschliche Auge wahrnehmbar in einem wunderbar-surreal anmutenden Naturschauspiel, dem Polarlicht.

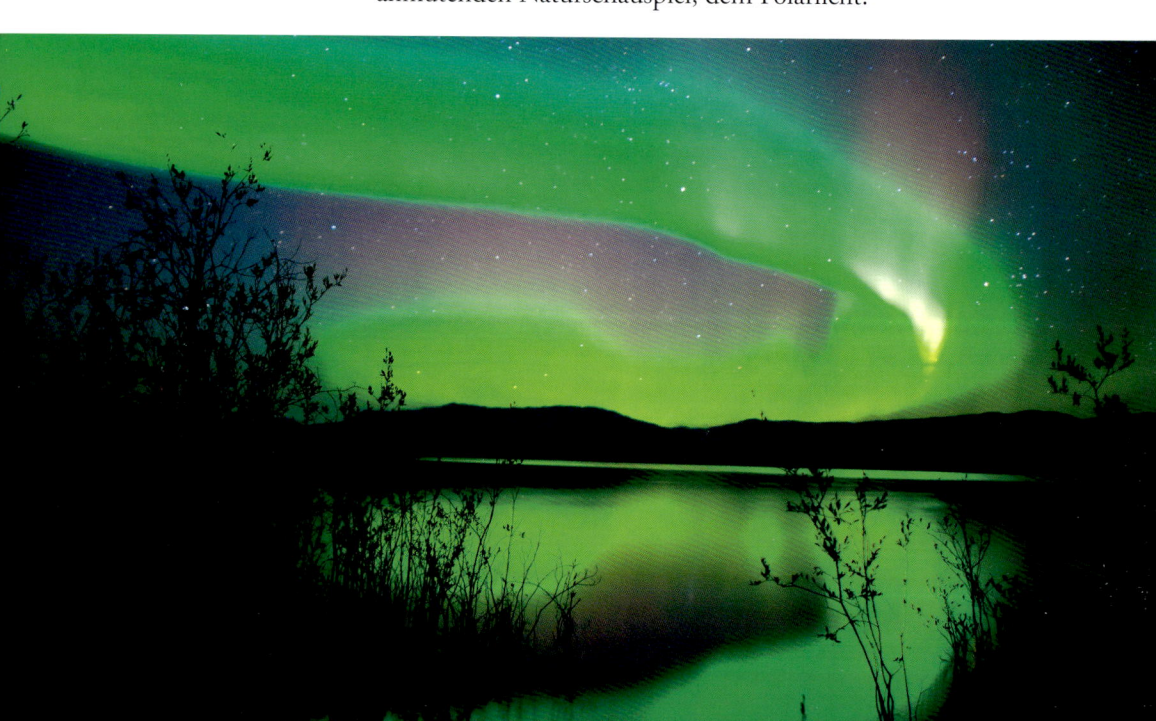

Auf der anderen Seite wirkt das Erdmagnetfeld auf die Vorgänge in jedem Atom, ein Effekt, der darauf beruht, dass sich im Organismus Ionen bewegen. Diese elektrisch geladenen Teilchen erzeugen elektrische Ströme, wodurch ein magnetisches Feld entsteht, das auf der Haut messbar ist. Das Elektrokardiogramm (EKG) oder das Elektroenzephalogramm (EEG) sind die hierfür wohl bekanntesten Beispiele. Über Jahrtausende der pflanzlichen, tierischen und menschlichen Entwicklung hat das Erdmagnetfeld zum optimalen Funktionieren dieser Mini-Magnetfelder im Organismus einen wichtigen Beitrag geleistet. Die Bedeutung der Wirkung der Magnetkraft wurde an einem Beispiel aus der jüngsten Vergangenheit der Menschheit signifikant deutlich: der Weltraumkrankheit, die sich bei den ersten zurückgekehrten Kosmonauten und Astronauten in Osteoporose und Depression äußerte. Bei späteren Flügen erzeugten die Techniker in den Raumschiffen und Stationen künstliche Magnetfelder, wodurch die Krankheitssymptome deutlich zurückgedrängt werden konnten.

Jedoch: Die Kraft des Erdmagnetfeldes nimmt ab. Seit den ersten Messungen im Jahr 1830 hat sich die Stärke des Erdmagnetfeldes um fast 10 % verringert. Allein in den letzten hundert Jahren ist das Feld um 6 % schwächer geworden. Vermuteter Grund ist eine momentane Umpolung des Erdmagnetfeldes, wie sie durchschnittlich alle 250.000 Jahre auftritt. Bei einer solchen Umpolung baut sich ein Gegenfeld auf, das die Kraft des aktuellen Erdmagnetfeldes vorübergehend auf Null zurückfährt. Über welchen Zeitraum erträgt die Erde den ungebremsten Sonnenwind? Was passiert mit dem magnetischen Kräftespiel in den Atomen? Welchen Einfluss hat diese Entwicklung auf die Gesundheit? Gründe genug für die Wissenschaft, sich mit dieser Thematik auseinanderzusetzen, und berechtigter Anlass, die Erfahrungen mit Magnetschmuck und -accessoires in die Diskussion mit einzubringen.

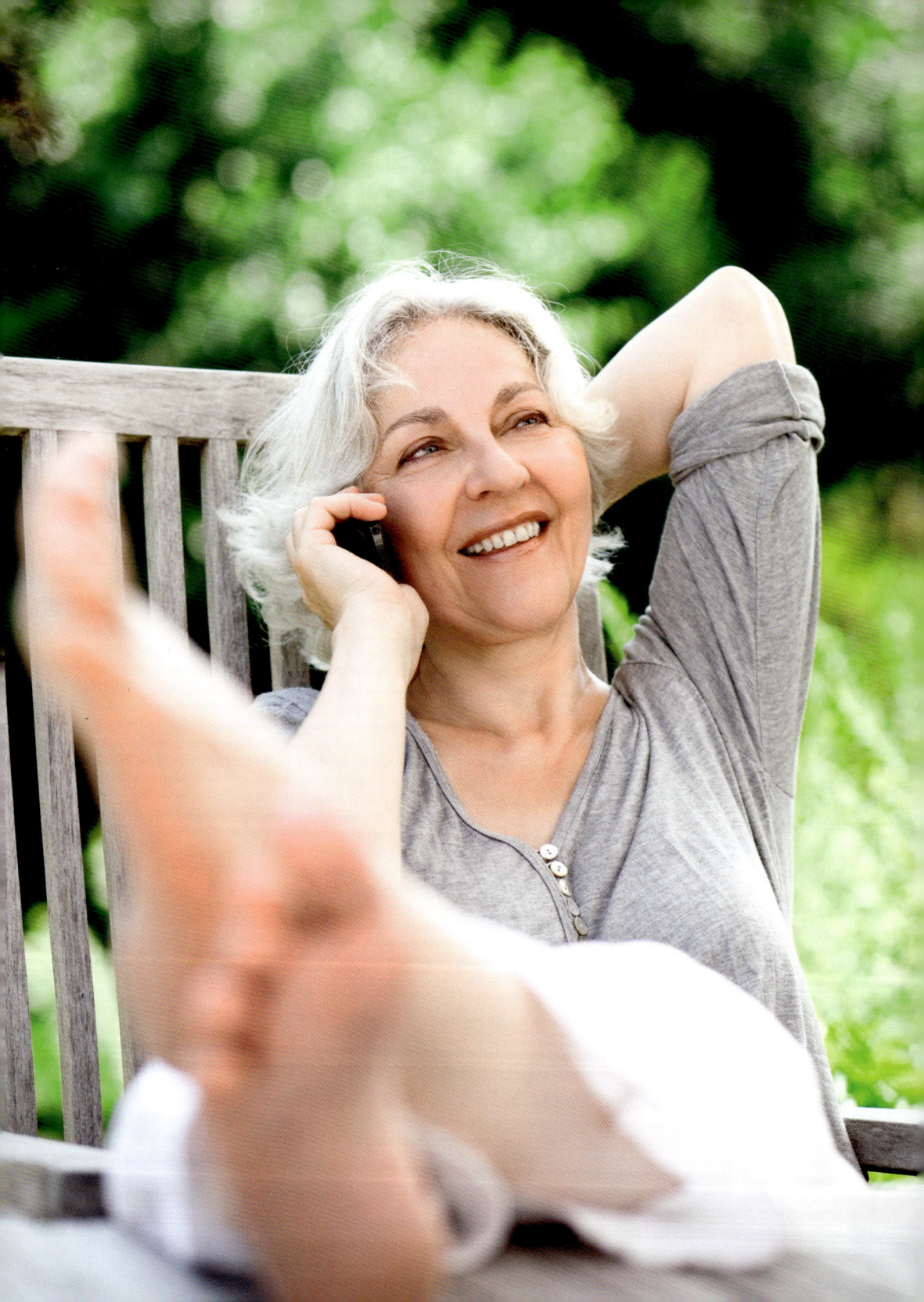

Die Erfahrungen mit Magnetschmuck

Schon in den ersten Tagen meiner umfangreichen Recherche bin ich auf ein interessantes Phänomen gestoßen: Es war überhaupt kein Problem, Menschen zu finden, die mir von ihren Erfahrungen mit Magnetschmuck berichten wollten. Denn die Kunde von der heilenden Wirkung der Magnete verbreitet sich durch Mundpropaganda. Wer erlebt hat, dass nach dem Tragen eines Schmuckstücks plötzlich die Beschwerden durch eine Arthrose verschwinden, der redet darüber: mit seinem Nachbarn, mit Bekannten, auch mit dem Arzt. Und viele dieser Menschen probieren den Schmuck dann ebenfalls aus und machen ihre eigenen positiven Erfahrungen. Ich wurde also quasi in der großen Gruppe der Magnetschmuckfans von Interview zu Interview weitergereicht und konnte so einen wahren Schatz für dieses Buch heben.

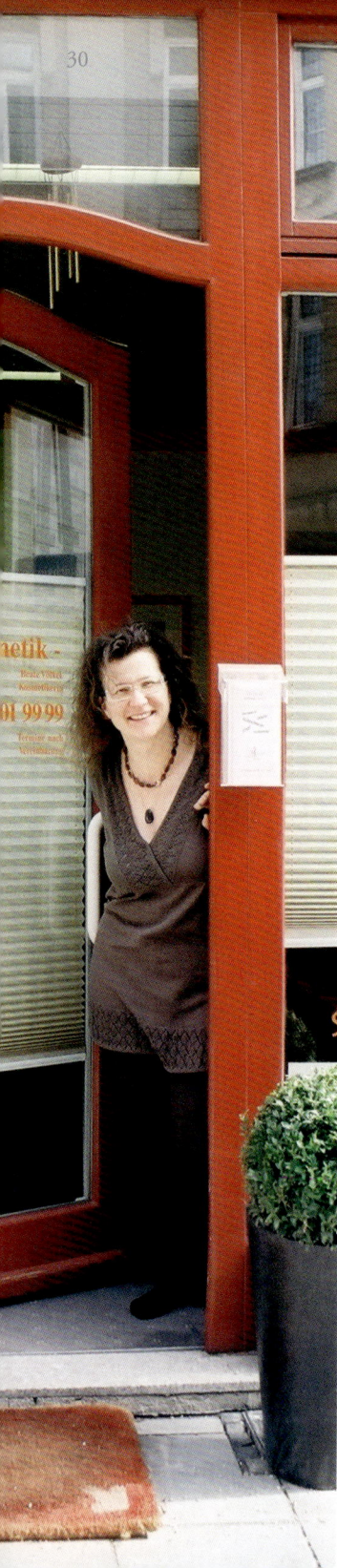

Gynäkologie

Menstruationsbeschwerden

Mit 43 Jahren steht Manuela C. aus M. in der Blüte ihres Lebens. Sport ist das große Thema der erfolgreichen Unternehmerin – privat und beruflich. Manuela betreibt ein Fitness- und Kraftstudio und sie weiß, wie wichtig ihr Erscheinungsbild ist. Natürlich muss sie Vorbild sein für ihre Kunden. Jeden Tag muss sie ausstrahlen, dass die Lebensqualität steigt, wenn man in die eigene Fitness investiert. Für Manuela ist das kein Problem. Man sieht ihr an, dass sie ihren Job liebt, und auch in ihrer Freizeit profitiert sie bei ausgedehnten Wanderungen von ihrer Form und ihrer Kondition.

Wenn man diese Frau sieht, kann man sich nicht vorstellen, dass es über drei Jahrzehnte Monat für Monat ein großes Problem in ihrem Leben gab: Seit ihrem 14. Lebensjahr hatte Manuela unter starken Menstruationsbeschwerden gelitten. Die waren manchmal so heftig, dass die agile Person mitunter tagelang außer Gefecht gesetzt war. In diesen Tagen musste Manuela sich zurückziehen. Die Schmerzen im Unterleib waren kaum zu ertragen. Hinzu kamen Kopf- und Rückenschmerzen. An das wichtige Training war in dieser Zeit nicht zu denken. Erst wenn die Attacken vorbei waren, konnte Manuela wieder aufs Laufband und an die Hanteln.

Dreißig Jahre dauerte dieses Leid, das sich mit gnadenloser Regelmäßigkeit einstellte. Mehrere Ärzte konnten Manuela nicht helfen. In ihrer Verzweiflung hat sie – beraten durch ihre Frauenärztin – sogar einen operativen Eingriff angedacht.

Zum Glück kam es so weit nicht. Nachdem eine Periode besonders heftig verlaufen war, lernte Manuela im November 2010 Magnetschmuck und -accessoires kennen. Wie man es ihr empfohlen hatte, befestigte sie ein Element an ihrem Slip. Nach drei Wochen setzte die nächste Regel ein und zum ersten Mal in ihrem

Foto: Manuela C.

Leben verspürte Manuela eine deutliche Verbesserung. Ziehen und Schmerzen waren zwar noch zu spüren, aber kein Vergleich zu den Torturen der vergangenen Jahre. Nach einem weiteren halben Jahr sind die unangenehmen Begleiterscheinungen zu 95 % verschwunden.

Manuela trägt ihr Accessoire jetzt ständig. Und wenn sie heute ihr Training unterbricht, dann nur deshalb, weil ihr Trainingsplan eine Pause vorsieht. Die Regelschmerzen gehören der Vergangenheit an – ein Zustand, den sich Manuela schon viel früher sehnlichst gewünscht hätte.

Erfahrungen aus der Praxis

Diese Wirkung konnte ich bei Patientinnen selber häufig feststellen. Der Magnet im Slip bessert die Periodenschmerzen deutlich. Die Wirkung beruht darauf, dass durch die verbesserte Durchblutung eine schmerzreduzierende Wärme entsteht. Die Schmerzen treten durch eine Muskelzusammenziehung der Gebärmutter auf, wenn diese die Schleimhaut abstößt. Magnete verbessern die Durchblutung und nehmen so die Schmerzen. Auch erhöhen sie die Endorphine, die den Schmerzen entgegenwirken. Ferner verbessern sie das allgemeine Wohlbefinden und Immunsystem.

Hormonschwankungen

Im Jahr 2004 musste Susi K. aus P. operiert werden. Der Einzelhandelskauffrau und Mutter zweier Kinder wurde im Alter von 39 Jahren die Schilddrüse entfernt. Die Familie war froh, dass alles glatt verlaufen war und das Leben wieder seinen normalen Gang zu nehmen schien. Doch schon bald sollte sich herausstellen, dass die Operation Folgen hatte.

Die mit der Entfernung der Schilddrüse verbundene Umstellung des Hormonhaushaltes hatte Auswirkungen auf die Psyche. Mit Eintreten der Menstruation gingen Hormonschwankungen einher, die sich in Aggressivität äußerten. Ehemann M. und die beiden Söhne, damals im Alter von 17 und 8 Jahren, brauchten eine gewisse Zeit, um mit diesem Phänomen umgehen zu können. Wie soll man begreifen, dass plötzlich der kleinste Anlass genügt, um eine Mutter, der Kinder und Ehemann sonst alles bedeuten, ausrasten zu lassen – wenn es überhaupt eines Anlasses bedurfte. Vor allem der Kleine konnte nur schwer verstehen, dass die Ausraster der Mutter keine persönlich gemeinte Äußerung von Gefühlen war, sondern ein krankheitsbedingtes Phänomen, für das niemand verantwortlich gemacht werden konnte.

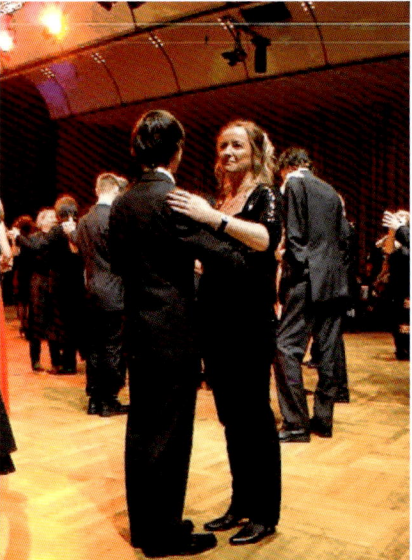

Auch wenn das Verständnis im Laufe der Zeit größer wurde und alle Beteiligten zunehmend damit umgehen konnten, indem sie einfach abwarteten, bis die monatlichen zwei schlimmen Tage vorbei waren – das ansonsten

Foto: Susi K.

harmonische Leben der Familie litt unter den Aggressionsschüben der Mutter erheblich, und das über Jahre.

Mit Beginn 2011 trat die große Wende ein. Seitdem trägt Susi K. ihren Magnetschmuck: Armbänder, Ketten, Ringe, Ohrschmuck – das ganze Programm. Nach einiger Zeit bemerkten sie und ihre Lieben eine deutliche Besserung. Inzwischen sind die hormonell bedingten Beschwerden völlig verschwunden. „Ich ticke nicht mehr aus, was früher gelegentlich passiert ist", kann Susi K. heute lächelnd sagen, obwohl sie nie vergessen wird, wie schlimm die Situation für alle war und was daraus hätte entstehen können.

Mit Ehemann M. geht sie jetzt wieder regelmäßig in den Tanzclub: Standard und Lateinamerikanisch – beides funktioniert, wie man weiß, nur mit größter Harmonie.

Erfahrungen aus der Praxis

Studien belegen, dass Magnetkraft die Gehirnaktivitäten beeinflussen kann. Sie wird eingesetzt bei Depressionen, Tinnitus, Epilepsien, Parkinson, Apoplex und anderen Erkrankungen. Durch Magnetkraft kann die Produktion von Hormonen, die vom Hypothalamus und der Hypophyse ausgeschüttet werden – beides Teile des Gehirns – durchaus gesteigert werden. Auch Endorphine, die körpereigenen Morphine, können vermehrt gebildet werden. Das erhöht die Stimmung und schafft gute Laune.

Vaginale Trockenheit

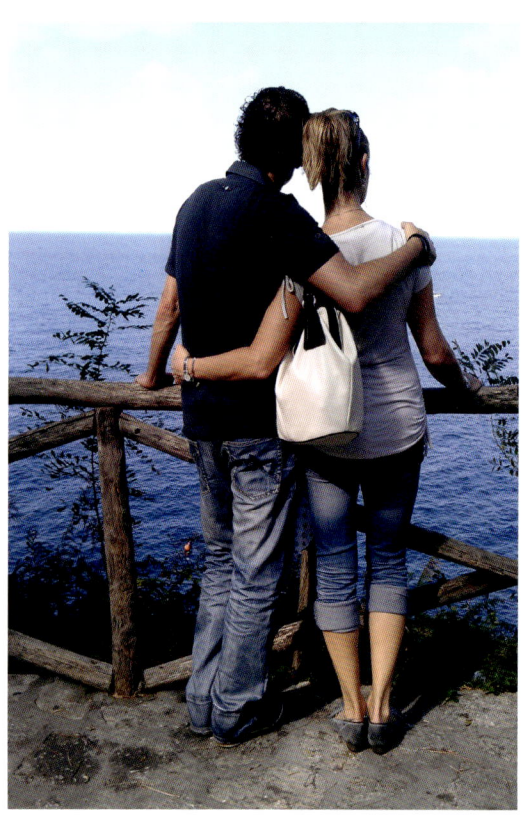

Foto: Heidy M.

Die 54-jährige Heidy M. aus B. berichtet von einem Problem, das sie mit vielen Frauen ihres Alters teilt: vaginale Trockenheit. Sie bringt es auf die Formel: Schmerz beim Sex = keine Lust = beiderseitiger Frust.

Einige Jahre nach der Geburt ihres jüngsten Kindes kannte die fünffache Mutter ihren Körper nicht mehr. Die ganze Talsohle negativer Gefühle hat sie danach durchschritten, bis hin zur Depression. Arzt und Heilpraktiker versuchen zu helfen, aber vergeblich. Gels will sie nicht, Hormonpflaster sind lästig und unangenehm und führen zu Kopfschmerzen und Spannungen in der Brust. Homöopathische Mittel vertreiben zwar die gleichzeitig aufgetretenen Wallungen, aber die Trockenheit bleibt.

Vor sechs Jahren versucht Heidy es mit einem Magnetaccessoire, das direkt im Vaginalbereich getragen wird, und erlebt spontan eine Veränderung: Die Scheide gewinnt ihre Fähigkeit zurück, Flüssigkeit zu bilden. Das Lustempfinden ist zu einem großen Teil zurückgekehrt, der Frust ist weg – ganz ohne Nebenwirkungen.

Erfahrungen aus der Praxis

Viele Frauen leiden besonders nach den Wechseljahren an einer Trockenheit der Scheide. Diese kann zu Infektionen führen, was gar nicht so selten ist. Ferner lässt die Lust dadurch meistens nach, Sex ist schmerzhaft und wird vermieden. Das kann auch zu einer Verschlechterung der Beziehung und so zu einem Teufelskreis führen. Gels und Hormone können helfen. Gels werden oft nicht so gut vertragen und können manchmal auch brennen, Hormone haben Nebenwirkungen. Viele Frauen möchten sie heute weder lokal als Cremes noch als Tabletten oder Pflaster nehmen.

Mit Magneten werden tolle Erfolge erzielt. Die Scheide wird wieder feucht, die Frauen haben wieder Lust auf Sex, ferner leiden sie oftmals weniger an Infektionen und Blasenbeschwerden. Magnete kann man bei Frauenleiden fast überall anwenden. Sie können die Wirkung von pflanzlichen und homöopathischen Mitteln verstärken. Auf jeden Fall wirken Magnete immer ausgleichend, die Gesundheit fördernd.

Infektionen besserten sich, das Scheidenmilieu hat sich wieder normalisiert, Pilze traten seltener auf. Periodenschmerzen wurden schwächer und funktionelle Unterbauchschmerzen besserten sich.

Die Frauen fanden den Magneten sehr angenehm. Sie konnten häufig zum ersten Mal wieder ihren Unterleib spüren, und viele Frauen haben damit Schwierigkeiten, sich in ihren Bauch einfühlen zu können.

Auf der einen Seite ist die Wirkung über eine verbesserte Durchblutung, aber auch über einen verbesserten Zellstoffwechsel und ein gestärktes Immunsystem zu sehen.

Auf jeden Fall ist immer eine schulmedizinische Diagnose wichtig. Aber aus meiner Erfahrung sollte jede Frau einen Magneten daheim haben, um ihn immer wieder bei Beschwerden anzuwenden.

Kopf/Psyche

Lese-Rechtschreib-Schwäche / ADHS / Asthma

Sandra M. aus S. macht allen Eltern Mut und Hoffnung, deren Kinder Probleme in der Schule haben. Die 39-jährige Mutter von vier Kindern hat ein Nachhilfeprojekt konzipiert und umgesetzt, das gezielt auf Synapsenbildung ausgerichtet ist, nach dem Motto: Nur was man begriffen hat, kann man auch wieder abrufen.

Sandra ist mit ihrem Konzept sehr erfolgreich. 30 Kinder hat sie im Schnitt unter ihren Fittichen, normalerweise in

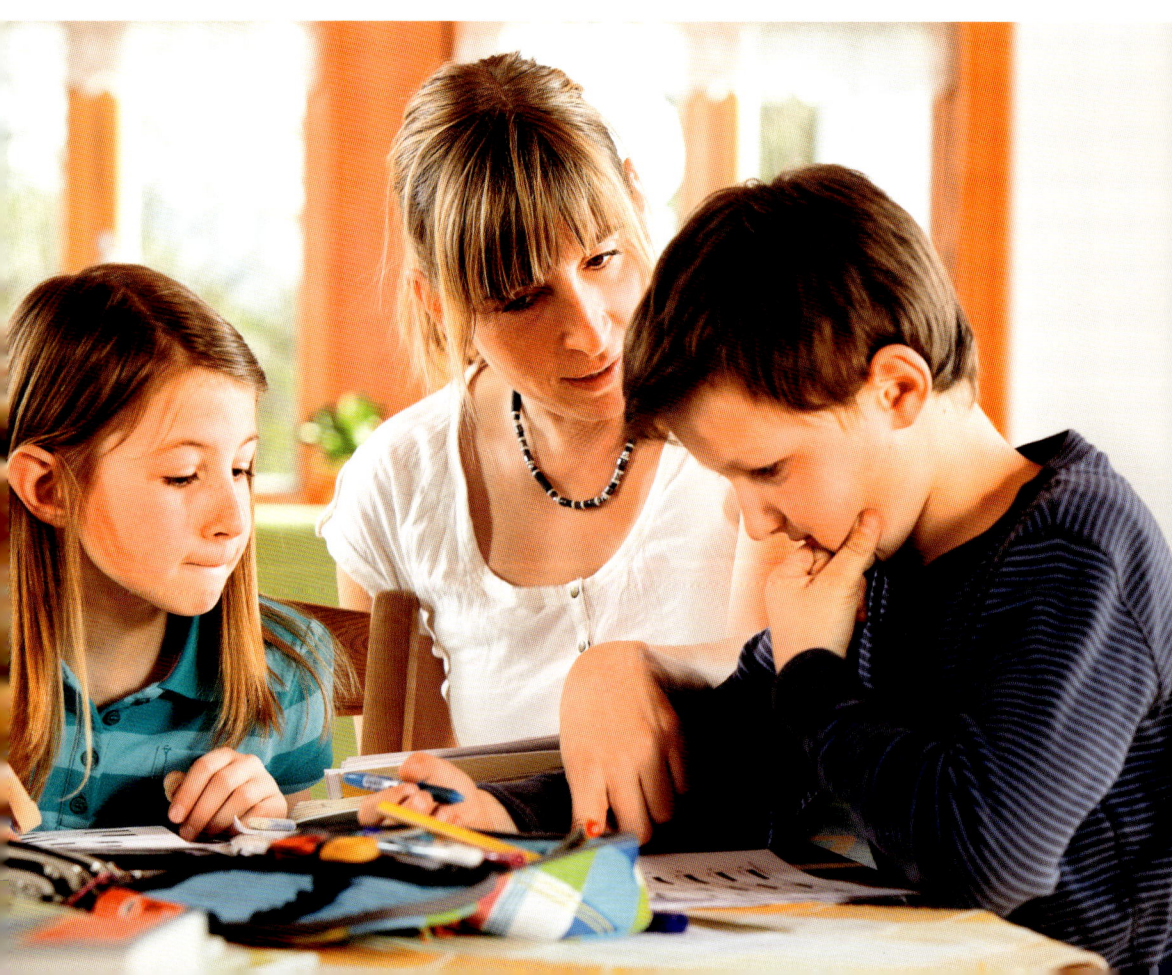

Fünfer-Gruppen, wenn es sein muss, auch im Einzelunterricht. Bei den meisten Kindern schlägt der Nachhilfeunterricht an und ihre Noten werden besser.

Um Sohn Melvin muss sich Sandra besonders intensiv kümmern. Der 10-Jährige leidet unter Asthma und reagiert allergisch „auf alles", wie Sandra sagt. Melvin muss ständig Medikamente nehmen und alle sechs Wochen muss Sandra mit ihm zum Lungenfunktionstest. Melvins Krankheit hat Auswirkungen auf seine schulischen Leistungen. Der anstehende Wechsel auf eine weiterführende Schule ist fraglich.

Einen Monat nachdem Melvin begonnen hatte, ein Magnet-Kinderarmband zu tragen, ändert sich seine Situation grundlegend: Der Lungenfunktionstest zeigt so gute Ergebnisse, dass die Medikamente reduziert werden können. Nach dem nächsten Test werden die Tabletten komplett abgesetzt. Damit nicht genug, gehen auch die allergischen Reaktionen zurück. Unter anderem kann Melvin wieder Äpfel essen, was vorher undenkbar gewesen wäre. Die größte Überraschung ist aber der Anruf der Schule mit der Nachricht, dass Melvins Wechsel zur Realschule empfohlen werden kann.

Dieser erlebte Erfolg veranlasst Sandra, den Magnetschmuck auch innerhalb ihres Nachhilfeprojekts auszuprobieren. Hier fallen zwei Kinder ganz besonders auf, das eine mit einer gravierenden Lese-Rechtschreib-Schwäche, das andere mit einer Beeinträchtigung, die im heutigen Schulbetrieb immer mehr um sich greift: ADHS. Die Mutter des ADHS-Kindes ist bereits am Ende mit ihrem Latein. Sie liebt ihr Kind, aber der Zappelphilipp – nennen wir ihn Marc – raubt ihr den letzten Nerv. Sie erträgt ihn nur, wenn er unter bedenklichen Medikamenten steht.

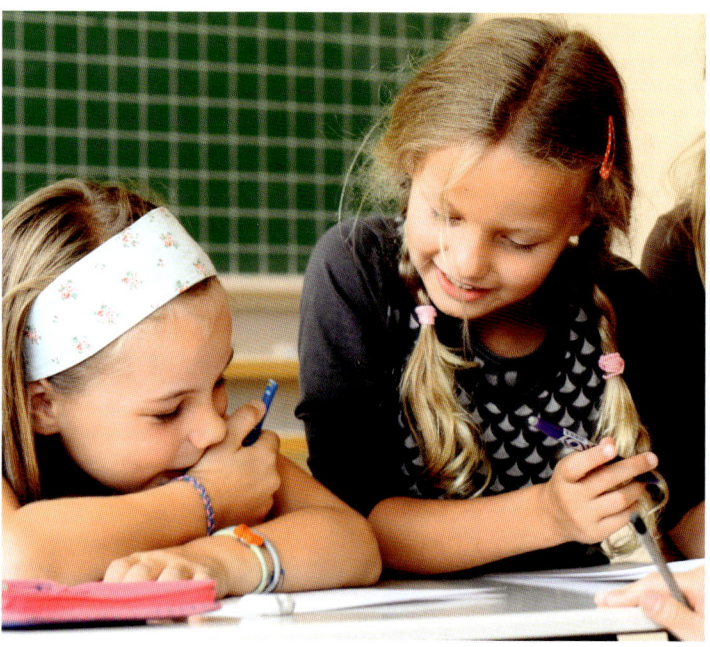

Auch im Nachhilfeunterricht kann Marc die Beine einfach nicht stillhalten, um nur eine seiner vielen permanenten Aktivitäten zu nennen. Marc legt ein Magnet-Armband an, vergisst es gleich wieder, weil seine Aufmerksamkeit von vielen anderen Anregungen in Anspruch genommen wird, und jetzt passiert das Unerwartete: Nach 10 - 15 Minuten hält Marc die Beine still. Die gesamte Hibbeligkeit kommt zum Erliegen, und zum ersten Mal seit langer, langer Zeit konzentriert sich Marc auf eine Aufgabe, die Sandra ihm stellt.

Nach wenigen Wochen verbessert Marc seine schulischen Leistungen. Auch das Kind mit der schweren LRS-Schwäche wird sehr viel besser. Insgesamt verlassen 10 der 30 „Schmuckkinder" Sandras Kurs, weil sie ihn nicht mehr brauchen. Die Eltern sind von einer Riesenlast befreit und die Lehrer wundern sich. Heute trägt beinah das ganze Kollegium Magnetschmuck.

Sandra führt den Erfolg nicht nur allein auf den Magnetschmuck zurück, sondern auf die Kombination mit ihrem Nachhilfekonzept. Sie ist fest davon überzeugt, dass das Tragen des Magnetschmucks eine ausgleichende Wirkung auf die Kinder ausübt und zu einer Konzentration führt, die ein effektives Lernen erst ermöglicht.

Erfahrungen aus der Praxis

Das ist gut möglich. Bei Melvin kann sich der Magnetschmuck sicherlich auf das Immunsystem auswirken und so das Asthma, das allergisch bedingt sein kann, bessern. Denn: Magnete gleichen aus. Ein Zuviel ist kaum möglich.

Bei Marc könnte sich der Magnetschmuck auf die Nerven und Synapsen im Gehirn ausgewirkt haben. Die dysregulierte Nervenaktivität kann sich wieder normalisieren und so zu einer verbesserten Konzentration und verminderten Hyperaktivität führen.

Kopfschmerzen

Ralf S. aus E. teilt das Schicksal vieler Kopfschmerz-Patienten: Die Ursache lässt sich einfach nicht feststellen. Ralf kann den Ärzten die Symptome nur beschreiben: Mitten im Kopf baut sich ein Druck auf, der in einen immer heftiger werdenden Schmerz übergeht.

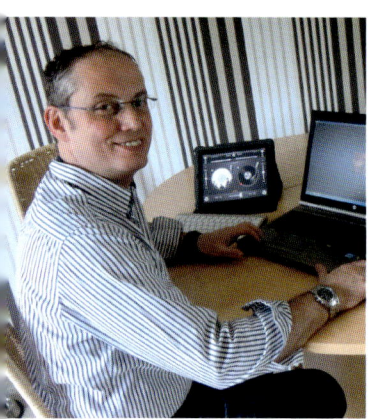

Zur Jahrtausendwende ist dieses Problem zum ersten Mal bei Ralf aufgetreten, und schon bald wird der Schmerz im Kopf zum ständigen Begleiter des damals 35-Jährigen. Ralf steigt schon mit Kopfschmerzen aus dem Bett. Kein guter Start in den Tag für den Tischlermeister, der in der Werkstatt seines Vaters einen Job macht, der Geschick und Konzentration erfordert.

Foto: Ralf S.

Ralf sucht ärztlichen Rat. Der Hausarzt zuckt mit den Schultern; der Zahnarzt sagt, dass es von den Zähnen mit Sicherheit nicht komme; auch der Augenarzt gibt sich geschlagen. Der Heilpraktiker gibt sich jede Mühe, aber vergeblich. Ralf lässt sich in die „Röhre" schieben, doch auch die sensible Computertomografie ermittelt keine Ursache. Das Leben muss weitergehen und deshalb nimmt Ralf Tabletten: starke Tabletten, ständig, zwei Jahre lang. Die dämpfen den Schmerz, machen aber gleichzeitig müde und unkonzentriert und hinterlassen bei Ralf ein ungutes Gefühl.

Dann endlich wird Ralf am Rande eines Seminars mit Magnetschmuck konfrontiert und legt zum Ausprobieren ein Armband an. Spontan empfindet er ein Wärmegefühl, ein leichtes Kribbeln, wie er sich an diesen ersten Kontakt mit dem Schmuck erinnert. Kein schlechtes Zeichen, und deshalb behält er das Armband an.

Es dauert etwa sechs Wochen, bis Ralf eine deutliche Verbesserung seiner Kopfschmerzen feststellt. Nach weiteren zwei Wochen sind die Schmerzen komplett weg – mit ganz wenigen Ausnahmen. Auf Tabletten muss Ralf nur noch selten zurückgreifen.

Endlich hat Ralf den Kopf frei, auch für neue berufliche Pläne. Er findet eine Marktnische und stellt den handwerklichen Betrieb um auf den Vertrieb von Insektenschutzgittern. Die Abwesenheit der Kopfschmerzen wird ihm besonders bewusst, wenn er jetzt wieder seinem Hobby nachgeht und die Technik seiner Computerausstattung für musikalische Experimente nutzt – mit Kopfschmerzen ein Unding.

Erfahrungen aus der Praxis

Die Reaktionen auf Magnetschmuck sind von Patient zu Patient unterschiedlich. Im vorliegenden Fall gab es ein spontan spürbares Wärmegefühl, während der deutliche Rückgang der Krankheitssymptome erst nach sechs Wochen eintrat. Lassen Sie sich nicht irritieren, wenn bei Ihnen eine spontane Reaktion nicht auftritt. Vielleicht verschwindet die Krankheit dafür schneller. Ich habe von einer älteren Dame gehört, die nur eine halbe Stunde ein Magnetschmuckstück getragen und dann zum großen Erstaunen ihrer Familie völlig vergessen hatte, dass sie eigentlich auf ihren Rollator angewiesen ist. Sie ist einfach aufgestanden und losmarschiert. Wichtig ist, dass Sie eine Sensibilität für Ihren Körper entwickeln und bewusst in sich hineinhorchen mit der Frage: Was hat sich wo verändert, seitdem ich Magnetschmuck trage? Wir gehen davon aus, dass die Magnetkraft auf die einzelne Zelle einwirkt und sowohl den Blutkreislauf beeinflusst als auch das Nervensystem. Hierin liegt ein Erklärungsansatz für die vielen unterschiedlichen Anwendungsgebiete. Die Abnahme des magnetischen Feldes der Erde kann zu vegetativen Beschwerden wie Kopfschmerzen, Schwindel, Leistungsabfall, Nervosität, Schlafstörungen usw. führen. Der japanische Arzt Dr. Nakagawa konnte feststellen, dass sich diese Beschwerden bei 94,3 Prozent der Patienten mit einem Permanentmagneten bessern.

Neue Energie

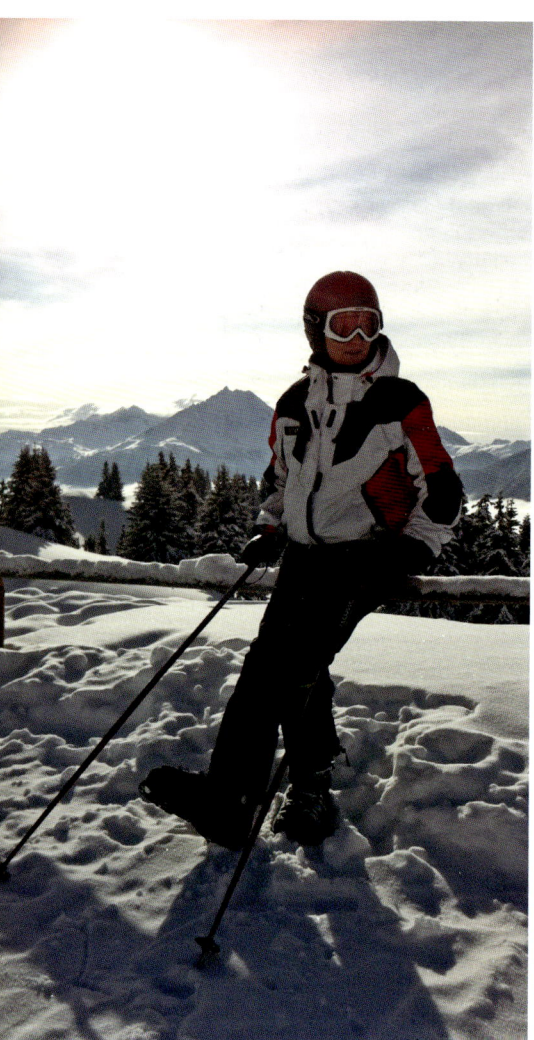

Foto: Pia A.

Pia A. aus K. hat ein Auge für schönen Schmuck. Deshalb war ihr auf einer Veranstaltung ein Stand aufgefallen, an dem ein Schmucksortiment angeboten wurde, das so ganz nach ihrem Geschmack war: tolles Design, schicke Farben, kombinierbar und – auch das ist der ehemaligen kaufmännischen Angestellten und Mutter dreier Kinder wichtig – bezahlbar.

Eine Halskette mit funkelnden gefassten Kristallen gefiel ihr besonders gut, dazu die passenden Ohrstecker – Pia entschied sich spontan, das Ensemble zu kaufen. „Sie wissen, dass in jedem unserer Schmuckstücke ein kleiner Magnet ist", erklärte die Verkäuferin. „Das ist mir egal, ich kaufe den Schmuck trotzdem", war Pias Antwort.

Pia wollte sich erst gar nicht auf eine Diskussion über Magnetschmuck einlassen. Der 41-Jährigen ging es ja gut, sie fühlte sich wohl. Warum in aller Welt sollte sie sich mit der Wirkung von Magneten im Schmuck beschäftigen? Der Schmuck gefiel ihr, sie wollte ihn tragen, Punktum!

Nachdem Pia den Schmuck zwei, drei Monate getragen hatte, beobachtete sie an sich einige Phänomene, die sie als sehr erstaunlich bezeichnet: Pia hatte bisher immer Probleme, morgens aus dem Bett zu kommen. Selbst nach neun Stunden – wie sie glaubte – tiefen Schlafs brauchte sie immer einige Zeit, um in Gang zu kommen. Jetzt plötzlich springt sie, noch bevor der Wecker schellt, aus dem Bett und ist sofort fit für den ganzen Tag.

Pia tritt gern mit ihrem eigenen Programm als Kleinkünstlerin auf Familienfeiern und Veranstaltungen auf, was bisher immer mit einer gehörigen Portion Lampenfieber verbunden war. Nun ist sie viel gelassener, ihre Nervosität ist weg. Auch diese Veränderung führt Pia auf den Magnetschmuck zurück. Nicht nur bei ihren Auftritten profitiert sie von der neuen Gelassenheit, auch der Umgang mit ihren Kindern verläuft jetzt viel harmonischer.

Und eigentlich wäre sie in der kalten Jahreszeit mal wieder reif für eine handfeste Erkältung gewesen. Doch sie bleibt gesund. Pias Erklärung: Magnetschmuck.

Neue Energie, größere Gelassenheit, gestärktes Abwehrsystem – aus Skeptikerin Pia ist ein überzeugter Magnetschmuck-Fan geworden.

Erfahrungen aus der Praxis

Magnete können im Gehirn die Ausschüttung von Hormonen ausgleichen, zum Beispiel für den Schlafrhythmus das Serotonin und Melatonin. Serotonin führt auch zu mehr Ruhe, Glück und Gelassenheit. Zudem können sie das Immunsystem stärken und Infekten entgegenwirken. So kann ein Magnet Pia bei drei unterschiedlichen Problemen helfen.

Müdigkeit, Abgeschlagenheit

Bankkauffrau Claudia B. aus B., 48 Jahre, weiß, wie man verantwortungsbewusst mit dem eigenen Körper umgeht, denn sie hat zusätzliche Ausbildungen zur Gesundheitsberaterin und zur Entspannungstrainerin absolviert. Sie lebt nach den Regeln, die einzuhalten sie auch anderen Menschen empfiehlt.

Dennoch konnte Claudia nicht verhindern, dass sich eine zunehmende Müdigkeit in ihr Leben einschlich. Schon morgens beim Aufstehen wusste sie nicht, wie sie durch den Tag kommen sollte. Die Nachmittage waren besonders schlimm. Zu jeder Tätigkeit musste sie sich aufraffen. Abends vor dem Fernseher schlief sie ständig ein. Gleiches passierte der Mutter zweier Kinder beim Vorlesen der Gute-Nacht-Geschichten: Sie war es, die einschlief, ihre Kinder waren hellwach.

Das ging so über Wochen und Monate. Claudia wusste sich keinen Rat mehr und war deshalb umso erstaunter, als ihre Vitalitätskurve endlich Aufwind bekam und wieder steil nach oben anstieg – nicht über Nacht, aber, so erinnert Claudia sich, sehr bald, nachdem sie den Rat einer Freundin befolgt und

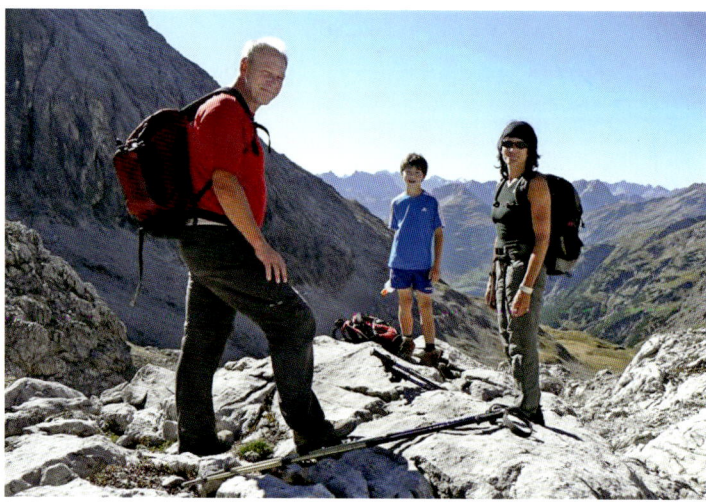

Foto: Claudia B.

Magnetschmuck ausprobiert hatte. Eine Kette und zwei Ohr-clips hatten ihr besonders gut gefallen.

Und schon nach zwei bis drei Tagen kommt sie „ganz anders aus dem Bett". Plötzlich ist sie wieder bis 22 Uhr aktiv, muss sich zu nichts mehr zwingen, und alles läuft wie von selbst. Von Tag zu Tag findet sie zu ihrer alten Power zurück und nach drei Wo-chen bemerkt die Gesundheitsberaterin an sich selbst, was es be-deutet, von der wiedergewonnenen Lebensqualität profitieren zu können. Claudia beobachtet weitere Phänomene an ihrem Kör-per: Ihr Herpes ist verschwunden und sie hat keine kalten Füße und Hände mehr.

Der neue Elan ist bei Claudia zum Dauerzustand geworden. Da-ran ändert sich auch nichts, wenn sie ihren Magnetschmuck mal nicht trägt. Aber dafür gibt es, wie sie sagt, eigentlich keinen Grund.

Erfahrungen aus der Praxis

Solche Erschöpfungszustände können zum Beispiel von einer Übersäuerung kommen. Magnete können helfen, den Stoff-wechsel anzuregen und damit zu entsäuern. Aber auch die Durchblutung verbessert sich, sodass die Zellen mehr Sauerstoff bekommen. Interessant ist es, dass die magnetische Wirkung im Körper fortgeleitet wird. Ein Armband, das am Handgelenk ge-tragen wird, kann Stellen am ganzen Körper positiv beeinflussen.

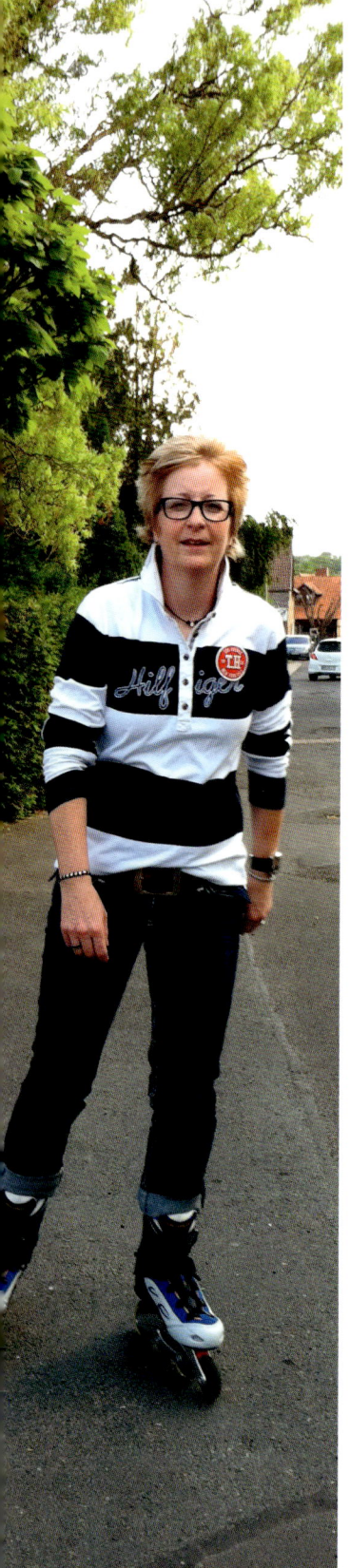

Kopfschmerzen, Okzipitalneuralgie

Simone T. aus Z. ist 38 Jahre alt, gelernte Einzelhandelskauffrau, verheiratet, Mutter von zwei Kindern und Schmerzpatientin. Seit drei Jahren leidet sie an einer seltenen Nervenkrankheit, der Okzipitalneuralgie. Mitunter reicht ein leichter kühler Windhauch, um einen heftigen Schmerz auszulösen, der sich, vom Nacken ausgehend, über den Hinterkopf bis zum Scheitel zieht. Verbunden damit ist ein diffuses unangenehmes Gefühl in der linken Gesichtshälfte. Jeder Wetterumschwung ist für Simone mit einer solchen Attacke verbunden, die Stunden, manchmal mehrere Tage dauern kann.

Simone nimmt Tabletten, die nicht helfen. Sie geht zum Hausarzt, der sie schließlich zum Neurologen schickt. Der diagnostiziert ihre seltene Krankheit und versucht, mit Spritzen die Schmerzen in den Griff zu bekommen. Über sechs Wochen setzt sich Simone einer Therapie aus, die sie als sehr unangenehm empfindet und die ohne jeden Erfolg verläuft. Die nachfolgende langwierige Behandlung durch einen Physiotherapeuten bringt vorübergehende Linderung, die jedoch zu keiner dauerhaften Lösung führt. Insgesamt sind die Schmerzen von Attacke zu Attacke immer intensiver geworden.

Simone probiert ein Magnetaccessoire aus, das sie mit einem Pflaster im Nackenbereich direkt an der Stelle befestigt, von der der Schmerz ausgeht. Sie kann es kaum glauben, aber schon nach kurzer Zeit verringert sich der Schmerz und verschwindet schließlich ganz. Nach jahrelanger Qual bringt ein schlichtes Metallstück die Lösung, die zudem noch äußerst praktikabel ist: Immer wenn Simone ein Aufkommen eines Kopfschmerzes feststellt, greift sie zu dem kleinen Accessoire, das den Angriff abwehrt, fast immer bis zur völligen Schmerzfreiheit, stets aber mit erheblichem Linderungseffekt.

Natürlich ist Simone überglücklich, eine einfache Methode gefunden zu haben, mit der sie selbst immer und überall gegen ihre

Foto: Simone T.

seltene Krankheit vorgehen kann. Darauf will sie sich aber nicht ausschließlich verlassen und bemüht sich, wie es ihr Arzt geraten hat, um eine ausgeglichene und gesunde Ernährung. Und sie steigt regelmäßig auf die Inline Skater, nach dem Motto: Wer rastet, der rostet.

Erfahrungen aus der Praxis

Die Forschung tappt beim Thema Nervenschmerzen noch im Dunkeln. Möglicherweise liegt die Ursache in der einzelnen Nervenzelle. In jeder Zelle findet ein permanenter Stoffwechsel statt. Dadurch entsteht ein Membranpotenzial, eine so genannte bioelektrische Aktivität, deren Spannung sogar messbar ist. Sie liegt zwischen 60 und 90 tausendstel Volt. Der kleinste Reiz kann ausreichen – zum Beispiel eine Veränderung der Lufttemperatur – um die dadurch aufgebauten Pole zu stören, die Spannung an der Membranschicht aufzuheben und damit zum Schmerz zu führen.

Um die Pole wieder in die richtige Position zu bringen, braucht die Zelle Energie aus dem Stoffwechsel, der ohnehin schon geschwächt ist. Durch jede weitere Attacke sinkt das Membranpotenzial weiter ab, wodurch die Reizanfälligkeit weiter zunimmt und die Schmerzen immer häufiger und heftiger auftreten können.

Eine Variante der Schmerztherapie versucht, diesen Teufelskreis zu durchbrechen, um der Zelle Zeit für Repolarisation zu geben. Es ist durchaus vorstellbar, dass dieser Vorgang durch Magnetkraft eine entscheidende Unterstützung erfährt.

Bipolare Störung

Seit ihrer Jugend leidet Nicole T. aus M. an einer bipolaren Störung. Diese manisch-depressive Erkrankung äußert sich in Schwankungen des Gemüts: zwischen „himmelhoch jauchzend und zu Tode betrübt". Doch ganz so schlimm kommt die Krankheit bei Nicole nicht zum Ausbruch. Jeder ist mal nicht so gut drauf, und jeder hat mal Tage, an denen er Bäume ausreißen möchte. So denkt sie jedenfalls und kommt gut mit ihrer Krankheit klar.

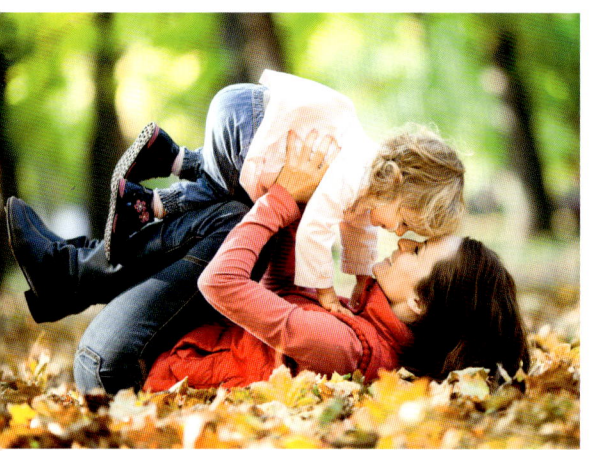

Nach schweren Schicksalsschlägen muss Nicole jedoch erfahren, wie heftig sich eine bipolare Störung äußern kann. In der manischen Phase steigert sich ihre Aktivität beängstigend. Nicole verspürt über Tage nicht die geringste Müdigkeit. Sie schläft nicht und arbeitet die Nächte durch. In diesen Phasen ist sie sehr kreativ. Sie modelliert und schafft Skulpturen, mit denen sie sogar am Kunstmarkt erfolgreich ist.

Doch für diesen Erfolg zahlt Nicole einen hohen Preis, denn nach den manischen Phasen schlägt die Depression zu, die jetzt nicht mehr einfach weggesteckt werden kann. Sieben bis acht Tage dauert ein Anfall. Nicole muss Hilfe in Anspruch nehmen. Bei mehreren Klinikaufenthalten müssen ihre Medikamente immer wieder neu eingestellt werden, denn die Nebenwirkungen sind unerträglich. Heftige Migräne und Schlaflosigkeit attackieren die junge Frau. Nicole setzt die Medikamente ab – komplett. Sie kann und will die Nebenwirkungen nicht mehr ertragen.

In dieser Zeit wird sie auf Magnetschmuck aufmerksam. Sie erwirbt ein Armband, das sie täglich trägt, und nach sechs Wochen stellt sich eine erste Veränderung ihres Gemütszustandes ein. „Da wird was besser", sagt ihr Mann.

Das war vor vier Jahren. Nicole ist jetzt 35 und das Glück ist in ihr Leben zurückgekehrt. Ihre Kinder sind zehn und elf und erleben eine Mama, die – wie jeder Mensch – ihre Höhen und Tiefen hat. Die heftigen Symptome der Krankheit jedoch gehören der Vergangenheit an. In der Gegenwart ist das Leben sehr viel leichter geworden. Es ist das Leben einer bewundernswerten Familie, die es versteht, die gemeinsame Zeit zu genießen, voller Pläne, Wünsche, Hoffnungen für die Zukunft. Demnächst geht's wieder zu einem Spiel des „Familienclubs" Bayern München, dem alle Familienmitglieder Woche für Woche die Daumen drücken.

Erfahrungen aus der Praxis

Inzwischen hört man von immer mehr Patienten, die an Depression leiden, dass es ihnen infolge von Magneteinwirkung besser geht. Und tatsächlich konnte eine Studie, die israelische Forscher am Technion-Israel-Institut in Haifa durchgeführt haben, zeigen, dass Magnete die Gehirnaktivität stimulieren. Bei 50 % der mit transkranialer Magnetstimulation behandelten depressiven Patienten konnte eine deutliche Verbesserung erzielt werden.

Dennoch muss ich gerade im Fall der Depression darauf hinweisen, dass der Einsatz von Magneten nur als begleitende Maßnahme zu anderen Therapieformen angedacht werden kann. Holen Sie sich ärztlichen Rat, wie Sie Ihren Magnetschmuck begleitend einsetzen können. Gemeinsam mit den behandelnden Medizinern können Sie beobachten, wie und ob sich durch das Tragen von Magnetschmuck Ihr Zustand verändert. Vielleicht kommt man auf diese Art zu einer Veränderung und Reduzierung der Medikation.

Man kann Nicole zu ihrem Erfolg nur beglückwünschen und ihr auch weiterhin alles Gute wünschen. Aber bitte: Handeln Sie im Falle einer Depression nicht auf eigene Faust!

Migräne

Elly R. aus B. hat viele Jahre als Haushälterin gearbeitet. Zuverlässig und gewissenhaft war sie in mehreren Familien die gute Seele und immer zur Stelle, wenn sie gebraucht wurde.

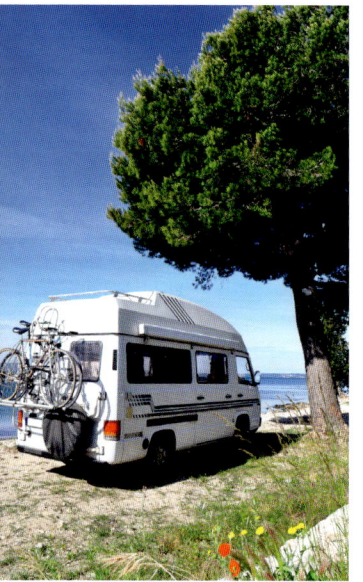

Zweimal im Monat jedoch konnte Elly nicht so, wie sie wollte. Dann hatte sie ihre Migräne und die quälte sie mit solcher Heftigkeit, dass sie drei, mitunter sogar fünf Tage im Bett bleiben musste. Seit dem 20. Lebensjahr trat diese Krankheit bei Elly mit zunehmender Häufigkeit und Heftigkeit auf, unter der fast alle Frauen in ihrer Familie früher oder später litten. Ein immer stärker werdender Schmerz breitete sich in ihrem Kopf aus, wurde immer unerträglicher. Elly musste sich in einen dunklen, stillen Raum zurückziehen. Die Augen tränten und ihr war speiübel.

Über 30 Jahre war Elly der Krankheit ausgesetzt. Sie war bei allen Ärzten, hat alle Pillen ausprobiert und alle Spritzen. Auch zum Neurologen ist sie gegangen. Wenn überhaupt eine Linderung eintrat, dann nur mit heftigen Nebenwirkungen. Die Spritzen haben sie müde und depressiv gemacht, die Pillen haben zu Magenproblemen geführt, gegen die sie weitere Medikamente einnehmen musste.

Elly war verzweifelt. Vor sechs Jahren hat sie ein Armband gekauft. Ein kleiner Magnet, der in diesem Armband enthalten war, sollte angeblich auch gegen Kopfschmerzen helfen. Elly hat nicht dran geglaubt. Sie hatte so viel ausprobiert, und jetzt sollte ein unscheinbares Armband mit einem winzigen Magneten die Lösung ihres schwersten Problems herbeiführen?

Elly hat das Armband getragen und wurde krank wie kaum jemals zuvor. Eine ganze Woche lang tobte der Schmerz in ihrem Kopf. Sie hatte es sich gedacht: Es hilft wieder nicht.
Das aber war die letzte Migräneattacke in dieser Form. Elly R. ist zwar auch heute immer noch Migränepatientin, aber sie ist frei von Schmerzen. Wenn sie jetzt ihre Migräne spürt, dann

überkommt sie eine leichte Müdigkeit und im Nacken stellt sie
ein geringes Spannungsfeld fest. Aber Schmerzen treten keine
mehr auf – ohne Spritzen und ohne Pillen. Sie kann es immer
noch nicht so recht fassen, aber das große Leiden ist nur noch
ein Teil ihrer Erinnerung. Elly bedauert nur, den Magnetschmuck
nicht früher kennengelernt zu haben. Aber dafür berichtet sie jetzt
anderen Menschen von der Kraft der Magnete, darunter auch ihrer Schwester, bei der die Migräne ebenfalls schon fast komplett
verschwunden ist.

Für Elly ist das Thema endgültig vorbei. Wenn sie heute zusammen mit ihrem Mann das geliebte Wohnmobil vorbereitet, mit
dem sie durch ganz Europa reisen, dann sind die Medikamente
nicht mehr im Gepäck. An deren Stelle ist eine kleine Schatul-
le getreten mit den Lieblingsstücken aus Ellys Magnetschmuck-
Kollektion.

Erfahrungen aus der Praxis

Bei der Migräne gibt es verschiedene Theorien. Zum einen verändern sich die Botenstoffe, wie Serotonin, zum anderen kann
es eine Veränderung im Zellstoffwechsel sein, oder es kann sich
um eine Entzündungsreaktion handeln. Bei allen drei Ursachen
kann eine Magnettherapie helfen. Sie kann die Ausschüttung von
Transmitterstoffen fördern, die Entzündung hemmen und den
Zellstoffwechsel normalisieren. Eine Erstverschlimmerung ist
möglich. Das kann sogar ein gutes Zeichen sein, dass der Magnet wirkt.

Psyche/Schlafstörungen, Angstzustände, Nervosität

Aline F. aus L. ist eine lebenslustige, sympathische Dame, die mit 69 Jahren jeden einzelnen Tag zu schätzen weiß. Sie lebt in einem kleinen Dorf in Südfrankreich. Am liebsten hält sie sich in ihrem Garten auf, den sie liebevoll pflegt. Aber sie weiß auch die Freuden des Gaumens zu genießen. Natürlich bereitet sie alles selbst zu, oft mit Produkten aus dem eigenen Garten, wobei nicht nur die französische Küche angesagt ist. Mit ihren Lieblingsspeisen Lasagne, Couscous und chinesischen Gerichten ist ihr Speiseplan sehr international. Und immer wieder probiert sie gern ein neues Rezept aus.

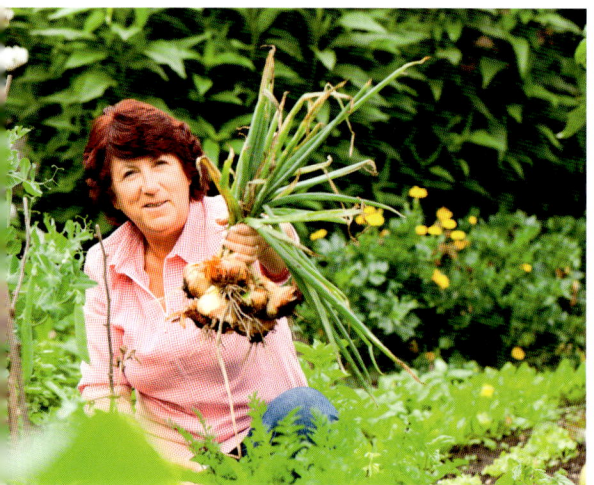

Eigentlich ein wunderbares Leben im Ruhestand, wären da nicht plötzlich die mitunter schlaflosen Nächte aufgetaucht. Aline wacht mitten in der Nacht grundlos auf und findet nicht mehr zurück in den Schlaf. Die Müdigkeit ist wie weggeblasen; stattdessen ist Raum für endlose Grübelei. Jetzt ist es nur noch ein kleiner Schritt bis zu den überflüssigen und grundlosen Angstzuständen, die erst recht nicht mehr an einen erholsamen Schlaf denken lassen.

Nach solchen Nächten ist Aline F. wie zerschlagen. Schlappheit und Müdigkeit begleiten sie durch den ganzen Tag. Sie mag nicht in ihren geliebten Garten und hat keine Lust, eines ihrer leckeren Gerichte zuzubereiten. Stattdessen überkommt sie eine Nervosität und Unruhe, die man sonst gar nicht an ihr kennt.

Aline will sich mit dieser Situation nicht abfinden und geht zum Arzt. Der macht das, was Ärzte meistens in solchen Fällen tun: Er verschreibt Medikamente. Die helfen auch, aber Aline hat immer ein ungutes Gefühl wegen der beschriebenen Nebenwirkungen.

In dieser Zeit hört sie vom Magnetschmuck und folgt der Empfehlung einer Freundin, diesen doch mal auszuprobieren. Da der Schmuck ihr sehr gefällt und trotz ihres eher schmalen Budgets für sie erschwinglich ist, kauft sie sofort eine Kette, ein Armband, Ohrringe und ein Accessoire, das man – ähnlich einer Brosche – an der Kleidung tragen kann. Wie es ihr gerade gefällt, kombiniert sie diesen Schmuck.

Der Erfolg ist verblüffend: Schon nach wenigen Tagen kann Aline wieder viel besser schlafen und ist deshalb tagsüber viel weniger müde. Auch fühlt sie sich entspannter, kommt ruhig und gelassen durch den Tag. Angstzustände treten kaum noch auf. Aline hat zu ihrer alten Lebensfreude zurückgefunden. Ihrer Meinung nach hängt diese Verbesserung eindeutig mit dem Tragen des Magnetschmucks zusammen. Medikamente nimmt sie so gut wie gar nicht mehr. Ihren Schmuck aber mag sie nicht mehr missen. Für Aline hat er einen ganz besonderen Wert bekommen, weil er ihr neue Lebensqualität zurückgegeben hat – eine Erfahrung, die sie gern und immer wieder an Freunde und Bekannte weitergibt.

Erfahrungen aus der Praxis

Magnetkraft kann zu einer Verbesserung des Zellstoffwechsels, also zu einer besseren Ernährung und Entgiftung der Zelle führen. Damit können die Gehirnzellen wieder besser funktionieren, sich regenerieren und die Botenstoffe, die den Schlaf fördern, wie zum Beispiel Melatonin, wieder mehr produzieren. Damit kann man einen besseren Schlaf erreichen. Auch die Wirkungen von Elektrosmog und anderen externen Faktoren, die den Schlaf beeinträchtigen, können vermindert werden.

Orthopädie

Knochenbruch, kompliziert

Axel W. aus R. ist Ironman-Finisher, hat erfolgreich am Ötztaler Radmarathon teilgenommen, an der Deutschlandtour, der Cyclassic in Hamburg und ist fünfmal beim Classic Marathon in Athen über die Ziellinie gelaufen.

Vor 20 Jahren ist er dem Reiz der Insel Kreta erlegen. Seitdem lebt und arbeitet er dort und hat unter anderem seine Sportleidenschaft zum Beruf gemacht. Sein Unternehmen richtet internationale Veranstaltungen für Ausdauersportler aus mit dem Ziel, Kreta zur Radsport- und Triathlon- Destination zu machen. Insbesondere in den Wintermonaten soll die Insel mit ihrem milden Klima für die Athleten zum Trainingslager Nr. 1 in Europa werden.

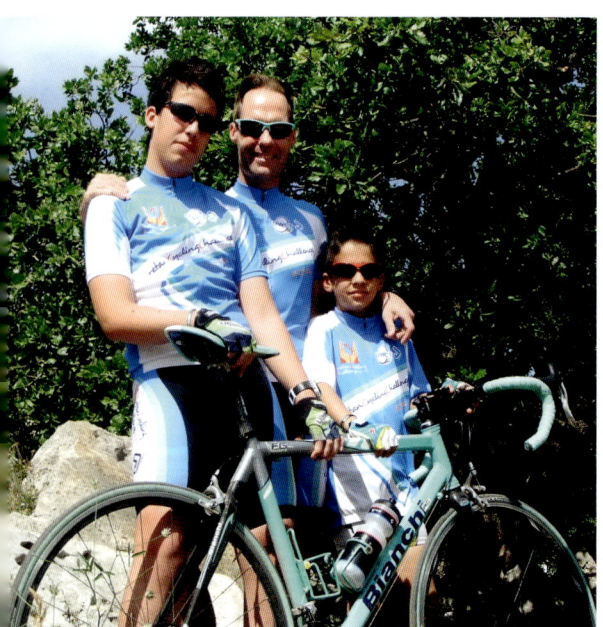

Foto: Axel W.

Zwei- bis dreimal die Woche steigt der 46-jährige Diplomkaufmann auf sein Rennrad, um sich in herrlicher Insellandschaft fit zu halten. Dabei kommt es Anfang Juni 2011 zum Unfall: Axel bricht sich die Hand und zwar so kompliziert, dass operiert werden muss, inklusive Nagelung. Als nach Wochen die Nägel entfernt werden, ist die Hand geschwollen, die Bewegungsfähigkeit ist stark eingeschränkt.

Axel hat ein Magnetaccessoire im Haus und befestigt es mit einer Manschette im Bereich der lädierten Stelle. Nach Axels Eindruck nimmt der Heilungsprozess ab da einen schnellen Verlauf. Die Schwellung klingt relativ schnell ab und auch die Beweglichkeit stellt sich rasch wieder ein.

Axels Eindruck bestätigt sich beim nächsten Arztkontakt. Der Orthopäde begrüßt seinen Patienten – wohl auch, um sich ein Bild von der Heilung zu verschaffen – mit kräftigem Händedruck, den Axel problemlos erwidert. Der Mediziner ist sehr angenehm überrascht, weil er zu diesem Zeitpunkt noch kein Händeschütteln zur Begrüßung erwartet hat, sondern eher eine Hand mit einer gewissen Steifheit.

Axel erzählt, dass er ein Magnetaccessoire zu Hilfe genommen hat und schildert den schnellen Heilungsprozess. Auch der Arzt hält diese Wirkung nicht für ausgeschlossen und berichtet von ähnlichen Fällen. Axel jedenfalls ist froh, dass er am Radlenker wieder mit der erforderlichen Kraft arbeiten kann und geht mit seinen Sportsfreunden wieder auf die herrlichen Strecken Kretas.

Erfahrungen aus der Praxis

Bei Knochenbrüchen werden Magnete schon seit dem Altertum eingesetzt. Sie fördern die Durchblutung und das Knochenwachstum. Die Blutgefäße öffnen sich, der Zellstoffwechsel wird angekurbelt und die Zellen produzieren Knochensubstanz. Es wäre erfreulich, wenn mehr Magnete in der Schulmedizin eingesetzt würden, da die Wirkung so positiv ist und beide Ansätze sich unterstützen und ergänzen.

Knochenbruch, Wundheilung

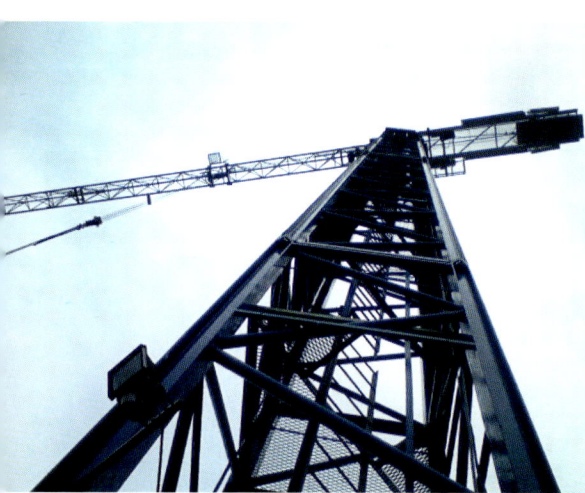

Foto: André T.

André T. aus M. übt einen gefährlichen Beruf aus: Seit 20 Jahren arbeitet er als Kranmonteur. Sein Arbeitsplatz liegt in schwindelerregender Höhe. Stahlelemente, Maschinen, überdimensionale Werkzeuge und Materialien prägen die Atmosphäre, in der Unfälle unvermeidlich sind.

André ist ein erfahrener Monteur, kennt jeden Handgriff. Und dennoch passiert es eines Tages: In 38 m Höhe soll der Ausleger eines Großkrans abgebaut werden. Schrauben müssen gelöst werden. Keine normalen Schrauben, sondern 36-er, die mit einer 55-er Drehmoment-Nuss gedreht werden. Das kann nicht per Hand geschehen. Die Bohrmaschine, die die Nuss drehen soll, bewegt vier Tonnen. Damit dabei nicht die Fetzen fliegen, wird die Bohrmaschine mit einer Metallstange gekontert, die an einem Eisenträger anliegt. Und genau dazwischen gerät Andrés linker Daumen.

Die Eisenstange quetscht den Daumen zu Brei. Eine schlimme Verletzung – auf einem Baukran in 38 m Höhe eine Katastrophe. Aus eigener Kraft schafft André mit nur einer Hand den Abstieg über die senkrechten Leitern.

Im Krankenhaus werden die Chancen mit 50:50 beurteilt. Schlimmstenfalls droht eine Amputation. Das würde für André das Ende seiner beruflichen Tätigkeit als Kranmonteur bedeuten, denn bei der Montage muss er mit beiden Händen zupacken können.

Der Handchirurg leistet hervorragende Arbeit und flickt den Daumen wieder zusammen. Infusionen regen die Durchblutung an, aber die Heilung verläuft nicht normal. Nicht im negativen Sinn, sondern genau in anderer Richtung, so dass der Chefarzt die Entwicklung als Wunder bezeichnet.

Was war passiert? Im Vertrauen auf die Wirkung hat André von Anfang an seinen Magnetschmuck getragen und zusätzlich, wann immer es möglich war, ein Magnetaccessoire auf den Wundbereich gelegt. Offensichtlich hat diese Maßnahme dazu geführt, dass die Knochensubstanz im Daumen sich erheblich schneller wieder aufgebaut und das betroffene Gewebe ebenfalls einen schnelleren Heilungsprozess durchlaufen hat als nach medizinischer Erfahrung üblich.

Mit Zuversicht sieht André der bevorstehenden Rehabilitation entgegen und ist sich sicher, dass die Wiedereingliederung in den Arbeitsprozess erfolgreich verläuft. Auf die Unterstützung durch seinen Magnetschmuck wird er weiterhin vertrauen.

Erfahrungen aus der Praxis

Es ist in Studien erwiesen, dass Magnetschmuck die Heilung von Knochen beschleunigen kann. Schon im Altertum wurden Magnete dazu eingesetzt. In einigen Studien wurde der Effekt bewiesen. Magnete lindern zum einen die Schmerzen, zum anderen regen sie den Stoffwechsel, besonders den in der Zelle, sowie die Durchblutung an. Man kann sie optimal mit homöopathischen Mitteln kombinieren, wodurch die Wirkung der Homöopathika verstärkt wird.

Ischias

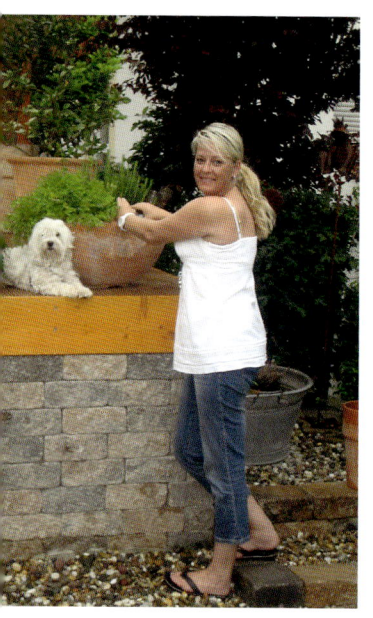

Foto: Birgit S.

Die heute 40-jährige gelernte Bürokauffrau Birgit S. aus B. war gerade mal 18 Jahre jung, als ein Bandscheibenvorfall ihren Ischiasnerv eingequetscht hat. Von da an hatte die junge Frau ständig Schmerzen: vom Rücken ausgehend, das ganze linke Bein herunter bis in den Fuß. Besonders schlimm machte sich der Nerv in der kalten und nassen Jahreszeit bemerkbar.

Birgit wird bei ihrem Arzt zur Dauerpatientin. Der versucht sein Bestes. Mit Schmerzmitteln in Form von Tabletten und manch-mal auch Spritzen will er Birgit ermöglichen, sich wieder ei-nigermaßen normal zu bewegen – die beste Therapie, um den malträtierten Nerv sich erholen zu lassen. Aber mehr als eine vo-rübergehende Linderung tritt nicht ein. Im nächsten Herbst mit einsetzender feuchter Kälte geht alles wieder von vorne los und jedes Mal schlimmer.

Dementsprechend härter werden die Medikamente. Die gän-gigen Tabletten helfen längst nicht mehr. Birgit ist inzwischen auf der Medikamenten-Skala bei Tramal angelangt – ein starkes Kaliber, mit dem unter anderem die Phantomschmerzen nach Amputationen bekämpft werden. Das Tückische an diesem Me-dikament ist der Inhaltsstoff Tramadol, das mit dem Opiumab-kömmling Morphin verwandt ist – ein künstlich hergestelltes Opioid.

Mit den Nebenwirkungen – Kopfschmerzen, Depression, Übel-keit, um nur einige zu nennen – versucht Birgit umzuge-hen. Wenigstens überdeckt das Medikament den stechenden Schmerz, den der Ischiasnerv meldet. Was sie aber auf keinen Fall akzeptieren will, ist die Suchtgefahr, auf die ihr Arzt ver-antwortungsvoll hingewiesen hat. Aber was tun? Die Alternative heißt operative Entfernung der verrutschten Bandscheibe. Und die rückt tatsächlich immer näher, denn vor sechs Jahren traten die Schmerzen besonders heftig auf.

In solch einer Situation versucht man alles, und deshalb zögert Birgit auch nicht, als sie von den vielfältigen Wirkungen von Magnetschmuck erfährt. Sie ersteht ein Armband und gleichzeitig ein Accessoire, das sie im Rücken auf der Stelle befestigt, von der der Schmerz ausgeht. Ihre Erwartungen sind gedämpft. Immerhin hat die klassische Medizin seit nunmehr 22 Jahren das Nervenübel nicht beseitigen können.

Der Erfolg der Magnetwirkung ist schnell erzählt: Mit Beginn des nächsten Winters melden sich die Schmerzen pünktlich zurück, aber nur noch leicht; im darauffolgenden Jahr sind sie verschwunden, einfach weg! Birgit kann es nicht fassen.

Seitdem ist der Schmerz im Ischiasnerv für Birgit nur noch böse Erinnerung. Heute kann sie ihr Leben ohne Beeinträchtigung führen und all die Sachen machen, auf die sie vorher verzichten musste. Sie kann endlich wieder auf Reisen gehen, ohne die Herbst-/Wintersaison komplett auszuschließen, und sie kann zu jeder Jahreszeit in ihrem geliebten Garten arbeiten, der wichtiger Bestandteil ihrer Lebensqualität ist.

Erfahrungen aus der Praxis

Magnete können sich günstig auf Schmerzen auswirken und diese lindern. Sicher konnten sie in diesem Falle auch helfen, den Stoffwechsel der Bandscheibe zu aktivieren und so den Ischiasnerv zu entlasten. Auch die Nervenleitfähigkeit kann sich verbessern, indem der Membranstoffwechsel angeregt wird. Ferner bessert sich die begleitende Entzündung.

Tennisarm

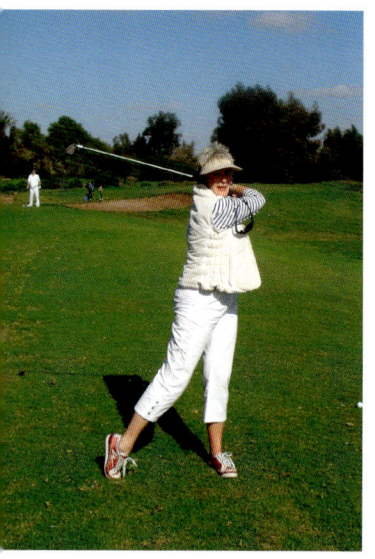

Foto: Ulrike B.

„Man muss schon daran glauben, damit es hilft!" Diesen Einwand hört man hin und wieder, wenn man mit Skeptikern über das Thema Magnetschmuck redet. Ulrike B. aus W. ist das Paradebeispiel dafür, dass die Wirkung der Magnetkraft offensichtlich alles andere als ein Placebo-Effekt ist. Denn Ulrike war nicht nur skeptisch, sie fand es geradezu lächerlich, als ihr eine Bekannte ein Magnetarmband empfahl.

Seit Jahren hatte die gestandene Geschäftsfrau mit den Symptomen des klassischen Tennisarms zu tun. 16 Angestellte beschäftigte sie in ihrem Wellnesshaus, einer Tages-Schönheitsfarm, die das komplette Programm bot: Friseursalon, Sonnenstudio, alle Kosmetikbehandlungen, dazu eine gut sortierte Parfümerie. Die gelernte Kosmetikerin musste selbst tatkräftig mit Hand anlegen, und das wurde mit dem schmerzenden Arm zunehmend schwieriger.

Als Ulrike die 50 gerade überschritten hat, werden die Probleme massiv. Aber die Ärzte können ihr nicht helfen. Die Kortisonspritzen bringen nichts, ebenso wenig die sehr schmerzhafte Stoßwellentherapie, die ihr der Chiropraktiker verpasst. Es hilft alles nichts. Deshalb soll operiert werden. Ulrike war also an harte Geschütze gewöhnt, als ihre Bekannte ihr von den winzigen Magneten erzählte, die in ein Schmuckstück integriert sind. Was sollten die schon bringen?!

Aber sie wurde eines Besseren belehrt. Weil sie das Armband, das ihr ihre Bekannte zur Verfügung stellt, sehr schön findet, legt sie es an, vergisst aber bald den eigentlichen Grund: den kleinen Magneten. Erst als nach zwei Wochen der Arm völlig schmerzfrei ist, erinnert sie sich an das Thema Magnetschmuck. Und sie erinnert sich daran, dass schon ihre Mutter von Magnetschmuck berichtet hat, der Linderung gebracht hat. Dieser Schmuck war allerdings so hässlich, dass ihn niemand tragen wollte.

Das ist ja heute Gott sei Dank anders, denkt die inzwischen überzeugte Expertin in Sachen Beauty und nimmt Magnetschmuck in ihr Angebot im Schönheitshaus auf. Sie selbst trägt den Schmuck weiter, wieder ohne Therapieabsicht, und stellt eines Tages fest, dass auch ihre Migräne restlos verschwunden ist.

Ulrike ist von der Skeptikerin zum überzeugten Fan geworden. Und wer die heute 59-Jährige auf dem Golfplatz erlebt, bemerkt ihren kraftvollen Aufschlag. Der Tennisarm gehört der Vergangenheit an.

Erfahrungen aus der Praxis

Ein Tennisarm ist ein Hinweis auf eine Überlastung der Muskeln und Sehnen. Die Magnettherapie kann hier gut helfen, da sie auf der einen Seite die Durchblutung verbessert, aber auch das Bindegewebe verändern und stärken kann. Damit könnte die Sehne belastbarer werden. Magnetkraft kann das Gewebe basischer machen und so die Selbstheilung des Körpers unterstützen. Zudem können Magnete auch die körpereigene Kortisonausschüttung ankurbeln, sodass man kein Kortison von außen zuzuführen braucht. Man könnte noch zusätzlich versuchen, den Magneten auf die Meridianlinie zu legen. Die Magnettherapie lässt sich auch optimal mit Homöopathie und Pflanzenheilkunde kombinieren und kann deren Wirkung sogar noch verstärken.

Golf- oder Tennisarm (Epicondylitis)

Es handelt sich nicht unbedingt um ein Luxusproblem, obwohl der umgangssprachliche Begriff Golf- oder Tennisarm darauf hindeutet. Epicondylitis kann immer dann auftreten, wenn die Muskulatur des Unterarms zu stark beansprucht wird. Bei Claudia G. aus G. war es allerdings tatsächliche eine Tücke des Grünen Sports, die den Golfanfänger häufig ereilt.

Vor 13 Jahren suchte die heute 58-jährige Kauffrau Ausgleich beim Golfen, einer Sportart, die beileibe nicht so einfach ist, wie es ausschaut. Ihr Trainer sagte zwar, dass man das Kotelett beim Abschlag ruhig mitnehmen dürfe, womit gemeint ist, dass es verzeihlich ist, wenn nicht nur der Golfball, sondern auch ein Stück Rasen in der Größe der Fleischspeise mit durch die Luft fliegt. Auf jeden Fall vermeiden sollte man allerdings, voll in den Boden zu schlagen, weil die Kraft, die dem Ball gilt, dann in den Ellbogen zurückschlägt und zu der gefürchteten Entzündung führen kann.

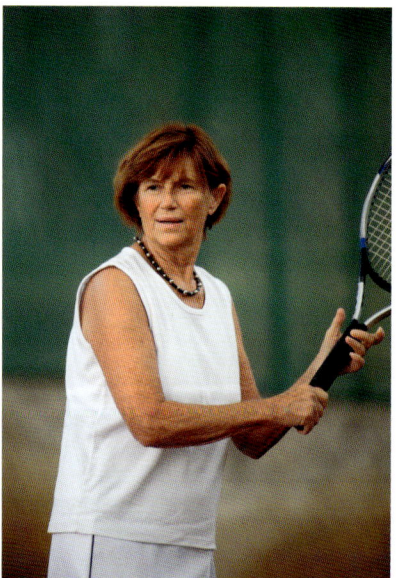

Genau so erging es Claudia nach den ersten Golfstunden. Bald gehörte die typische Entspannungsbandage zu ihrem Outfit. Ihr Trainer sprach sie darauf an und gestand, dass er ebenfalls Probleme mit dieser Erkrankung habe, jedoch ohne regelmäßig in den Boden zu schlagen, der Golfarm also absolut nicht den Anfängern vorbehalten sei.

Der Trainer trug allerdings keine Bandage, sondern

ein elegantes Textilband mit einem Magnetteil. Die Prognose des Profis lautete: Das hilft.

Claudia legt sich daraufhin einen Kupferarmreif mit integriertem Magneten zu. Sie trägt den neuen Schmuck bei jeder Gelegenheit und spürt, dass von ihm ein Wohlgefühl ausgeht. Gleichzeitig setzt ein Heilungsprozess ein: Die Schmerzen werden spürbar weniger. Nachdem der Golfarm völlig verschwunden ist, trägt Claudia ihren Kupfer-Magnetreif nur noch beim Golfspiel. Und beim Tennis, das sie inzwischen ebenfalls für sich entdeckt hat und ohne Armprobleme regelmäßig spielt.

Übrigens: Claudia war früher überzeugte Echtschmuck-Trägerin. Heute trägt sie ihren Magnet-Modeschmuck auch wegen des exklusiven Designs mit großer Begeisterung.

Erfahrungen aus der Praxis

Der Magnet hilft die Entzündung zu lindern, die Durchblutung zu verbessern und den Stoffwechsel anzuregen. Damit kann die Entzündung auch hier besser abheilen. Das Immunsystem wird angekurbelt und hilft auch noch zusätzlich. Die Verbesserung dieser Entzündungen wurde von Skalak in den USA bewiesen. Es sollen weitere Studien zum Einsatz bei Hochleistungssportlern stattfinden.

Hallux valgus / Keloid

Hallux valgus, zu Deutsch: Schiefzehe oder Frostballen, ist auf dem Vormarsch. Immer mehr Menschen zahlen der Schuhmodeindustrie einen Tribut in Form eines Schiefstandes der großen Zehe. Ist die Leidensgrenze im Schuh überschritten, muss operiert werden.

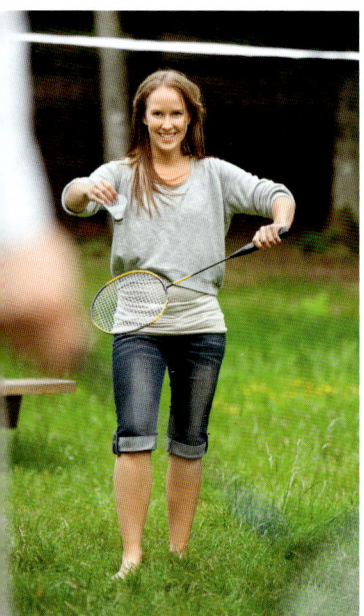

Auch Heidi B. aus S. musste sich einer solchen Operation unterziehen. Die Korrektur des ersten Mittelfußknochens ist heute gängige Operationspraxis, jedoch mit langer, sechswöchiger Heilphase verbunden. Bis dann die starken Fäden gezogen werden, mit der die großen Zehen wieder in die gerade Stellung gebracht werden, muss die Antivalgussocke getragen werden und ein Spezialschuh, der ein Abrollen verhindert.

Für die 45-jährige Kosmetikerin war die Operation Anlass, einmal den Magnetschmuck auszuprobieren, den sie schon seit Längerem den Kundinnen ihres Salons anbot. Sie selbst hatte bisher den Schmuck nur getragen, weil sie ihn schön fand; an einen therapeutischen Aspekt hatte sie dabei nie gedacht. Das sollte sich jetzt ändern.

Direkt nach der Operation befestigt Heidi ein Magnetaccessoire am Verband. Als dieser nach zwei Tagen gewechselt wird, erlebt der erfahrene Chirurg eine Überraschung: „Hoppla, das sieht ja super aus. Das habe ich noch nie erlebt, oder?" Dem Arzt präsentierte sich eine glatte Schnittstelle, die kaum geschwollen war und optimal verheilte. Dieses Zwischenergebnis war vor allem deshalb so erstaunlich, weil bei Heidi bisher immer Keloidnarben aufgetreten waren – wulstförmige Narben, die deutlich über das normale Hautniveau hervortreten. Jetzt also eine glatte Stelle, die zu diesem Zeitpunkt auch für jeden anderen Patienten ungewöhnlich gewesen wäre.

Die zweite Überraschung erlebte der Chirurg, als Heidi nach sechs Wochen zum Fädenziehen antrat und er mit ihr die ersten

Schritte ohne Spezialschuh üben wollte. Heidi marschiert durchs Zimmer, als hätte es nie eine sechswöchige Gehpause gegeben. „Was haben Sie gemacht?"

Heidi gesteht, dass sie ungehorsam gewesen sei und sich der strikten ärztlichen Anweisung widersetzt habe, nicht ohne den Spezialschuh aufzutreten. Nach ständiger Anwendung des Magnetaccessoires, das sie dabei hat, habe sie ein so gutes Gefühl gehabt, dass sie schon nach vier Wochen vorsichtig versucht habe, ohne den Schuh zu gehen und es danach immer öfter probiert habe. „Eigentlich muss ich Sie ausschimpfen", kommentiert der Mediziner, „aber die Röntgenaufnahmen zeigen einfach ein optimales Ergebnis. Darf ich Ihr Magnetaccessoire behalten?"

Erfahrungen aus der Praxis

Gerade im Heilungsprozess werden Magnete schon seit dem Altertum eingesetzt. Verbesserte Wundheilung durch verbesserte Durchblutung, besonders die der kleinen Blutgefäße, also die Mikrozirkulation, hilft bei der Heilung. Das wurde an Studien an Ratten bewiesen, die mit einer Feldstärke von 80 Militesla behandelt wurden. Dabei gleichen Magnete die Durchblutung aus. Vermindert durchblutete Gefäße werden vermehrt durchblutet, Gefäße mit zu viel Blut, wie bei einer Entzündung, werden eingeschränkt. Diese Ergebnisse wurden 2007 im American Journal of Physiology veröffentlicht.

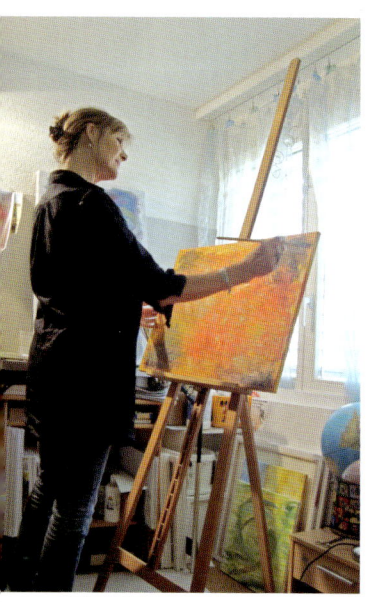

Bandscheibenvorfall

Dass ausgerechnet sie mal einen Bandscheibenvorfall haben würde, damit hatte die ausgebildete Fitness-Trainerin Heidy M. aus B. bestimmt nicht gerechnet. Schließlich zielt ein Teil der Übungen, die sie ihren Kursteilnehmern vermittelt, exakt darauf ab, Rückenproblemen vorzubeugen und natürlich auch die Bandscheiben in Position zu halten.

Aber der Alltag der fünffachen Mutter ist mit ständigen großen Belastungen verbunden und eines Tages traten die Schmerzen im Rücken auf und meldeten sich in Intervallen immer wieder – jahrelang. Schließlich wurden sie so schlimm, dass Heidy dachte, ihr Kreuz bricht. Vor allem wenn sie sich hinlegte, waren sie unerträglich. Egal in welcher Lage, die Schmerzen waren nicht mehr auszuhalten.

Die CT brachte schließlich die Gewissheit und eine eindeutige Diagnose: beginnende Discushernie, allgemein bekannter unter dem Begriff Bandscheibenvorfall.

Der Arzt wollte erst mal abwarten und beobachten. Das war vor sechs Jahren. Zu diesem Zeitpunkt hörte Heidy zum ersten Mal von Magnetschmuck. Ich probier's mal aus, dachte sich die heute 54-Jährige und befestigte ein Magnetaccessoire an ihrer kritischen Stelle im Rücken. Augenblicklich trat Linderung ein: Die Schmerzen waren bedeutend weniger geworden. Und als Heidy sich abends ins Bett legte, war das Gefühl, da bricht was durch, deutlich schwächer. Die Schmerzmittel, die ihr der Arzt verschrieben hatte, nahm sie daraufhin nicht mehr.

Die eigentliche Sensation sollte sich aber erst ein halbes Jahr später zeigen. Zu diesem Zeitpunkt war die nächste Untersuchung angesetzt. „Was haben Sie gemacht?", fragte sie ihr Arzt ungläubig, nachdem er sich die Aufnahme angesehen hatte und sich ihm eine makellose Wirbelsäule bot. Heidy berichtete ihm von ihrer ganz speziellen Therapie. „Tragen Sie es weiter", empfahl der Mediziner. „Offensichtlich tut Ihnen das gut. Die Besserung muss etwas damit zu tun haben, denn wir haben ja bisher noch keinen Behandlungsversuch unternommen."

Heidy befolgte den Rat, trägt das Accessoire immer noch und hat seit über fünf Jahren keine Bandscheibenprobleme mehr. Auch die Malerei macht wieder Spaß, ein Hobby, das die aktive Fitnesstrainerin mit Leidenschaft betreibt. Stundenlang sitzt sie vor ihrer Staffelei – ohne den geringsten Anflug von Rückenschmerzen.

Erfahrungen aus der Praxis

Bandscheiben sind ein Gewebe im Körper, das schlecht durchblutet wird und deswegen sehr früh unter Verschleißerscheinungen leiden kann. Dann kann es zum sogenannten Bandscheibenvorfall, der Discushernie, kommen. Man versucht, diesen durch spezielle Lagerung des Patienten, durch Aufbau der Rückenmuskulatur und schließlich durch Operation zu beheben. Ideal wäre eine verbesserte Durchblutung dieses Gewebes, was in diesem Fall durch den Magneten erreicht wird. Sicherlich werden auch Schlackenstoffe in der Bandscheibe durch Anregung des Stoffwechsels besser abtransportiert, sodass eine Selbstheilung erfolgen kann.

Achillessehnenentzündung

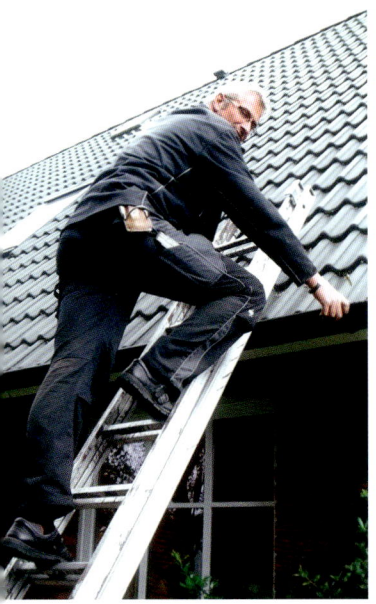

Foto: Wolfgang W.

Wolfgang W. aus A. ist Dachdecker. Leiter rauf, Leiter runter, und das mehrmals am Tag, meistens mehrere Stockwerke hoch, gehört zum Job des 47-jährigen Handwerkers. Zwanzig Jahre lang ging auch alles gut, doch vor zehn Jahren traten – vermutlich durch eine ständige Überdehnung – Probleme mit der Achillessehne auf. Entzündungen waren durch eine Rötung des angeschwollenen Bereichs deutlich sichtbar, natürlich verbunden mit höllischen Schmerzen.

Drei bis vier Entzündungen dieser Art musste Wolfgang pro Jahr durchleiden. Überstanden hat er sie nur durch die Einnahme starker Medikamente. Diese jedoch haben in ihrer Nebenwirkung heftige Magenprobleme verursacht, bis hin zu einer handfesten Magenschleimhautentzündung. In den letzten vier Jahren rebellierte die Achillessehne gegen Wolfgangs notgedrungen schonungslosen Umgang besonders intensiv. Bis zu vier Wochen hat ihn sein Arzt jedes Mal krankschreiben müssen.

Dann, im Juli 2009, lernt Wolfgangs Frau Magnetschmuck kennen und macht die erstaunlichsten Erfahrungen. „Probier's doch einfach mal aus", rät sie ihm. Skeptiker Wolfgang sagt zwar nicht: „Blödsinn", denkt es aber durchaus, wie sein Blick verrät. Er probiert es trotzdem und befestigt ein Magnetaccessoire an der schmerzenden Stelle.

Die Wirkung scheint Wolfgang recht zu geben: Bis in die Leiste zieht der Schmerz während der Nacht hoch. Wolfgang nimmt das Accessoire wieder ab, geht jedoch am nächsten Tag zu seinem Hausarzt, um ihm die Reaktion seines Körpers zu schildern. Der ist von der Erstverschlimmerung, wie er das Phänomen nennt, absolut nicht überrascht, im Gegenteil: Er rät dazu, die Anwendung fortzusetzen.

Wolfgang befolgt den ärztlichen Rat, und nach zwei Tagen flauen die Schmerzen ab und die Schwellung geht zurück. Nach zwei Wochen kann Wolfgang wieder normal laufen und wiederum eine Woche später sind die Schmerzen komplett weg.

Seit zwei Jahren hält die Achillessehne Ruhe, obwohl Wolfgang seinem Körper noch mehr abverlangt als vorher. Er hat jetzt seinen eigenen Betrieb, die Arbeit hat erheblich zugenommen, natürlich mit permanentem Rauf und Runter über die Leiter. Aus Skeptiker Wolfgang ist ein überzeugter Magnetschmuck-Fan geworden. Sein Accessoire trägt er täglich.

Erfahrungen aus der Praxis

Erstverschlimmerungen kennen wir aus der Homöopathie und anderen Ansätzen alternativer Therapieformen, zum Beispiel der traditionellen Chinesischen Medizin. Der Körper erhält von der „Medizin" das verstärkte Signal: Hilf mir! Tu was gegen den Feind in dir, schick deine Krieger aus, um die Eindringlinge zu bekämpfen. Hin und wieder kann dieses Phänomen auch beim Einsatz von Magnetkraft auftreten.

Für die Heilung einer Achillessehnenentzündung durch Magnetschmuck gibt es gleich mehrere Erklärungsansätze. Mit zunehmendem Alter nimmt die Durchblutung der Sehne ab und die Fasern degenerieren. Hierdurch wird die Sehne empfindlicher. Die durchblutungsfördernde Wirkung von Magnetkraft kann dieser Entwicklung entgegenwirken. Auch die entzündungshemmende Wirkung des Magnetschmucks kommt als Erklärung in Betracht. Und nicht zuletzt könnte eine Störung des Stoffwechsels dazu geführt haben, dass sich an der Sehne Fette und Kristalle abgelagert haben, die zu einer chronischen Reizung des Gewebes führen können. In vielen Fällen konnten wir beobachten, dass sich durch das Tragen von Magnetschmuck der aus den Fugen geratene Stoffwechsel normalisiert hat.

Schulterschmerzen

Es waren nicht die übermäßig starken Schmerzen, die die heute 40-jährige Andrea O. aus W. regelmäßig quälten. Es waren mehr die Verspannungen in der Schulter, die hin und wieder auftreten und eher als unangenehm empfunden werden und von denen man hofft, dass sie bald wieder verschwinden.

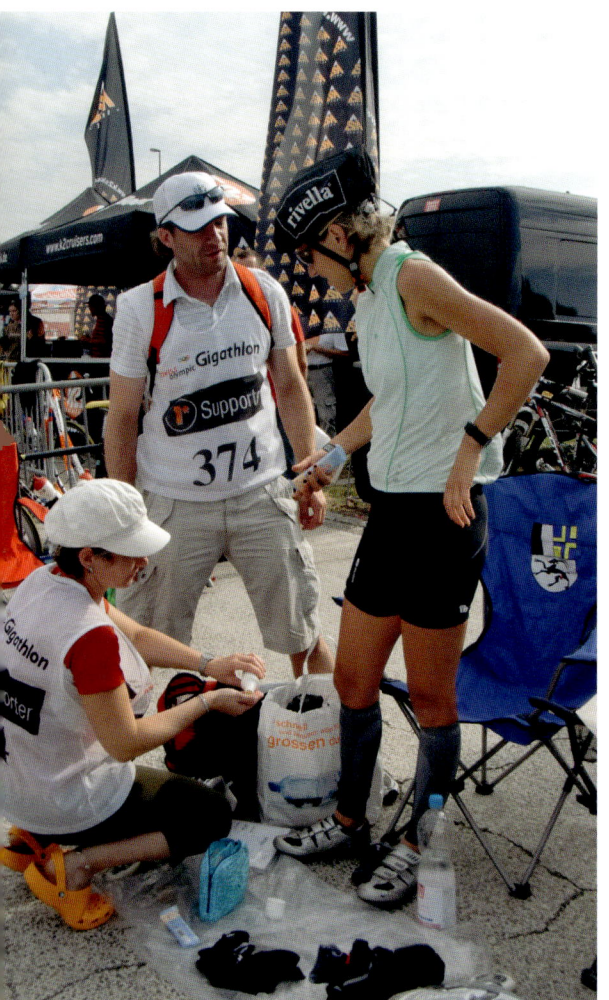

Foto: Andrea O.

Über Jahre traten bei Andrea diese Schmerzen immer wieder auf. Wenn sie eine schwere Tasche getragen hatte oder eins ihrer Kinder auf den Arm nahm, kam es immer wieder vor, dass ihr Körper ihr durch ein deutliches Signal in der Schulter sagte, dass diese Belastung zu groß gewesen war. Ihre bewegungsarme, vorwiegend sitzende berufliche Tätigkeit hatte diese Beeinträchtigung sicher begünstigt, und der gewählte Ausgleichssport Badminton dürfte ebenfalls zur Belastung der Schulter beigetragen haben.

Auf einer Messe entdeckte Andrea einen Stand mit Magnetschmuck. Man kam ins Gespräch, und sie erfuhr von der wohltuenden, heilenden Wirkung des Schmucks durch integrierte Magnete. Andrea schilderte ihre Schulterschmerzen, die sie gerade wieder plagten, woraufhin man ihr ein spezielles Accessoire empfahl, das an jeder Stelle getragen werden kann.

Direkt am Messestand befestigte Andrea das Accessoire an ihrem Shirt im Bereich der schmerzenden Schulter, und schon nach einer Stunde trat eine deutliche

Besserung ein. Nach weiteren zwei Stunden war der Schmerz fast ganz verschwunden.

Andrea trägt das Accessoire jetzt auch als Vorbeugemaßnahme, vor allem, wenn außergewöhnliche Belastungen anstehen. Zum Beispiel, wenn sie ihrer Schwägerin beim Gigathlon assistiert. Zwei Tage und mehr ist sie dann auf den Beinen und zwar von morgens 4 Uhr bis spät in die Nacht. Dabei trägt sie sehr schwere Sporttaschen mit den Utensilien für fünf verschiedene Sportdisziplinen von einer Wechselzone zur anderen: Schwimmen, Inline, Bike, Rennrad und Laufen. Sie ist leidenschaftlich als Supporterin dabei und dafür zuständig, dass alles klappt, wenn die Athletin von einer zur anderen Disziplin wechselt. Nach einer solchen Veranstaltung weiß Andrea, was sie gemacht hat. Aber sie fühlt sich gut dabei und ihre Schulter macht alles mit.

Erfahrungen aus der Praxis

Gerade für Knochen-und Muskelheilung haben schon die Griechen in der Antike Magnete eingesetzt. Bei Andrea hat der Magnet wahrscheinlich die Durchblutung verbessert und damit die Verspannung gelöst. Magnete können aber auch – ähnlich wie bei Akupunktur – helfen, die Endorphinausschüttung zu verbessern und damit die Schmerzen zu lindern. In diesem Fall kamen wahrscheinlich beide Wirkungen zusammen.

Schulterschmerzen II

Yvette G. aus I. arbeitet als technische Assistentin in der Radiologie. Körperlichen und seelischen Ausgleich zu ihrer oftmals sehr belastenden Tätigkeit findet sie in ihrem Garten, bei ausgedehnten Treckingtouren und beim Lesen.

Vor einem Jahr traten bei der 58-Jährigen plötzlich starke Schmerzen in der Schulter auf, die ihre Arbeit in der Klinik, aber auch ihre Freizeitaktivitäten erheblich beeinträchtigten.

Yvette versucht es mit Massagen. Die tun gut, helfen aber nicht gegen den Schmerz. Entzündungshemmende Mittel kommen zum Einsatz – ohne Erfolg. Die Schmerzen werden schlimmer. Yvette kann nachts nicht mehr schlafen, weil sie keine schmerzfreie Position findet.

Ein anderer Gedanke quält sie: Yvette freut sich schon so lange auf eine Treckingtour durch die Hohe Provence. Zusammen mit Freunden möchte sie eine der großen Wanderrouten an einem Stück laufen. Bis zur Tour sind es noch zwei Monate. Mit den

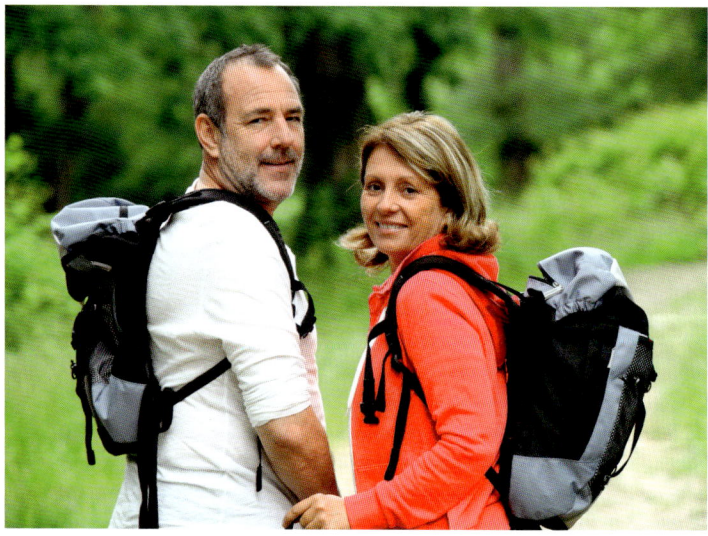

Schmerzen in der Schulter kann sie die Rucksackwanderung vergessen.

Zufällig wird sie zu einer Homeparty eingeladen, bei der Magnetschmuck vorgestellt wird. Weil auch die anderen Gäste über ihre Wehwehchen und Probleme sprechen, beschreibt Yvette den Schmerz in ihrer Schulter. „Legen Sie doch einfach mal dieses Herz auf Ihre Schulter", rät ihr die Beraterin und reicht ihr ein Magnetaccessoire, das die Form eines Herzens hat. Yvette folgt dem Rat und bemerkt sofort eine Wärme an der betreffenden Stelle. Sie spürt: Da passiert was. Sie nimmt das Herz mit nach Hause.

Eine Woche später kauft sie bei der Beraterin zusätzlich ein Magnetarmband mit einer Kupfereinlage. Sie trägt beide Teile und ist nach einem Monat schmerzfrei. Von der Treckingtour durch die Provence schreibt sie der Schmuckberaterin eine Karte mit einem ganz, ganz großen Dankeschön.

Erfahrungen aus der Praxis

Der Magnetschmuck kann die Durchblutung fördern und so die Verspannungen und die Schmerzen lösen. Fernen kann es sich bei diesen Symptomen um alte Ablagerungen in der Muskulatur handeln. Der Magnet kann in diesem Fall auch quasi entgiftend wirken und durch die verbesserte Zellfunktion alte Ablagerungen besser ausschleusen und den Stoffwechsel anregen.

Meniskusverletzung

Die ehemalige Versicherungsfachfrau Barbara H. aus N. ist leidenschaftliche Walkerin. Wann immer es ihre Zeit zulässt, greift sie zu den Stöcken und genießt die herrliche Landschaft ihrer Heimat mit dem Gefühl, etwas Gutes für die Gesundheit zu tun.

Barbara ist eine erfahrene Walkerin und bestens ausgerüstet. Und dennoch passiert es eines Tages: Sie ist abgelenkt, will wissen, was hinter ihr passiert, dreht sich um, genau in dem Moment, als ihr Gewicht auf dem linken Standbein lastet, und macht damit genau eine jener falschen Bewegungen, die fatale Folgen nach sich ziehen können: Ihr Meniskus ist verletzt und schmerzt höllisch.

Ein halbes Jahr später, im Dezember 2007, erfolgt die unvermeidbare Operation. Die verläuft gut, doch das Kniegelenk ist stark geschwollen. Ein großer Bluterguss bildet sich und eine Arthrose verursacht zusätzliche Schmerzen.

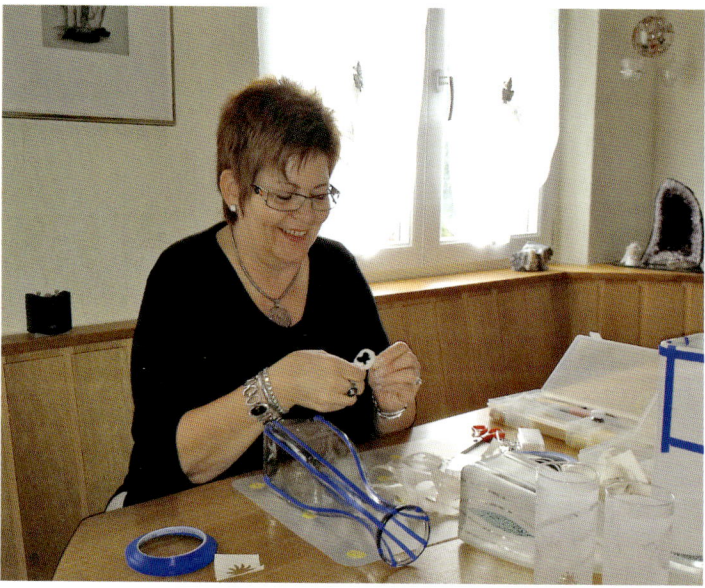

Foto: Barbara H.

Im Januar geht Barbara zur Nachuntersuchung und versetzt ihren Arzt in Erstaunen: „Das sieht ja wunderbar aus! Das kann fast nicht sein! Was haben Sie mit Ihrem Knie gemacht?"
Sofort nach der OP hatte Barbara ihr Magnetaccessoire am Wundverband befestigt – sonst nichts.

Der Heilungsprozess schreitet schnell voran und schon bald freut sich Barbara über ihre schmerzfreie Lebensqualität, zu der neben dem Walken auch die entspannende und harmonische Tätigkeit der Porzellan- und Glasmalerei gehört. Barbara ist froh, dank ihres Magnetaccessoires, das sie für den schnellen Heilungserfolg verantwortlich macht, so schnell wieder gesund geworden zu sein.

Erfahrungen aus der Praxis

Schon die alten Chinesen machten sich die Wirkung des Magneten zunutze. Auch in neuerer Zeit nutzen Ärzte immer wieder die Wirkung von Magneten, um die Wundheilung zu beschleunigen. Der Zellstoffwechsel wird angeregt, Hämatome besser aufgelöst und Stoffwechselprodukte leichter abtransportiert. Zudem verbessert sich die Durchblutung, so können Wunden besser heilen. Eventuell können Magnete sich sogar positiv auf Arthrose auswirken, indem der Stoffwechsel angeregt wird.

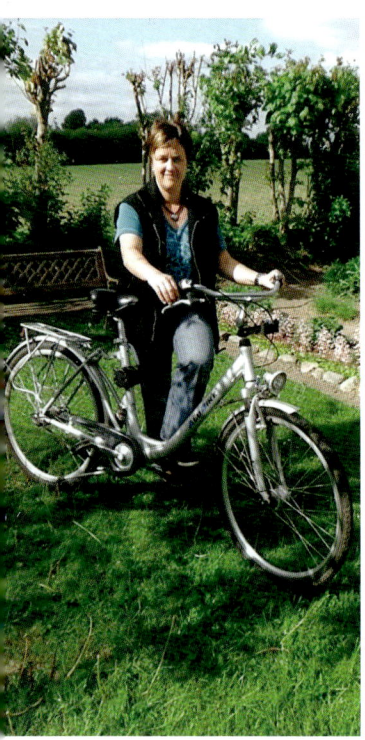

Karpaltunnelsyndrom

Zunächst war es nur ein leichtes Kribbeln in den Händen, das Bürokauffrau Wibke W. aus A. nachts aufwachen ließ. Nicht weiter schlimm, dachte sich die damals 31-Jährige, eher lästig, denn ein bisschen Bewegung und leichtes Ausschütteln der Hände und der Spuk war wieder verschwunden.

Die erträglichen Anfänge der Krankheit liegen acht Jahre zurück. Doch die Symptome verschlimmern sich. Das nächtliche Kribbeln in beiden Händen wird heftiger, steigt die Arme hoch bis in die Schultern. Das Schütteln der Arme hilft nicht mehr. Das unangenehme Gefühl bleibt, und hinzukommt jetzt ein Schmerz, der sich mehr und mehr steigert.

Irgendwann beschränkt sich das Problem nicht mehr allein auf die Nacht. Die Arme schlafen jetzt auch tagsüber ein. Teller fallen aus der Hand. Autofahren ist kaum noch möglich. Mitten in einer Schwangerschaft tritt ein regelrechter Schub auf. Ein ganzes Jahr lang, von Juni 2008 bis Juni 2009, können die Schmerzen nur noch als massiv bezeichnet werden – von den Fingerspitzen bis zur Schulter.

Wibkes Physiotherapeut gibt sich jede Mühe – vergeblich. Gewissheit bringt schließlich der Neurologe, der die Nervenleitgeschwindigkeit zwischen Handgelenk und Daumenballen misst. Die Diagnose eindeutig: „Karpaltunnelsyndrom. Eine Operation ist unausweichlich." Der Arzt stellt eine Überweisung ins Krankenhaus aus.

Zur gleichen Zeit lernt Wibke Magnetschmuck kennen und erwirbt ein Edelstahl-Armband mit Kupferelementen, das sie täglich trägt.

Nach drei, vier Tagen fühlt sich Wibke bereits allgemein besser, irgendwie fitter und wacher. Nach einer Woche stellt sie fest, dass die Symptome in ihren Händen und Armen nicht mehr so intensiv sind. Endlich hat sie mal wieder eine Nacht durchgeschlafen. Nach zwei bis drei Wochen kann sie schon wieder beinah normal Auto fahren, die Hausarbeit fällt ihr zunehmend leichter. Und schließlich, nach zwei Monaten, sind die Zeichen der Krankheit komplett verschwunden.

Der Neurologe misst erneut die Nervenströme und versteht die Regeln der Kunst nicht mehr: „Was haben Sie gemacht? Alles ist frei!" Wibkes Antwort besteht aus nur zwei Worten: „Magnetschmuck getragen."

Die Ungläubigkeit des Mediziners wechselt in ein „Warum nicht?" Als unterstützende Maßnahme komme Magnetschmuck durchaus in Betracht. „Damit dürfte Ihre OP ja wohl vom Tisch sein."

Der Fall ist abgeschlossen. Seit zwei Jahren ist Wibke gesund.

Erfahrungen aus der Praxis

Der Karpaltunnel wird von den Knochen der Handwurzeln gebildet. Neun Sehnen und ein Nerv verlaufen durch diese Röhre, die die Natur bei einigen Menschen etwas zu eng ausfallen lässt. Wenn es dann zum Beispiel durch eine allgemeine Erkrankung oder Entzündung zu einem Anschwellen des Gewebes kommt, wird auf den Nerv ein Druck ausgeübt. Gegen diese Reizung reagiert der Nerv, indem er das Signal des Schmerzes aussendet. Die alternative Medizin arbeitet in einem solchen Fall oftmals mit dem Einsatz von Kälte, um die Entzündung zu dämpfen, oder auch mit Wärme, um die Durchblutung zu fördern. Entzündungshemmung und Durchblutungsförderung sind typische Reaktionen, die nach vielen Erfahrungen durch den Einsatz von Magneten auftreten.

Schleudertrauma

Foto: Tanja M.

Im Bruchteil einer Sekunde nahm das Leben von Tanja M. aus E. im Frühjahr 2009 eine dramatische Wende: Die sozialpädagogische Assistentin fuhr auf einer Landstraße. Im Auto waren zwei weitere Erwachsene und ihr zweijähriges Kind. Beim Versuch, sie zu überholen, raste ein junger Mann in Tanjas Auto. Knautschzonen und Airbags haben hervorragend funktioniert, so dass alle das Totalschaden-Auto unverletzt verlassen konnten.

So schien es zunächst. In der Notfallaufnahme hatte man Tanja vorsorglich ein Schmerzmittel mit nach Hause gegeben. Schleudertrauma lautete die Diagnose. Falls Schmerzen auftreten, sollte Tanja die Tabletten nehmen.

Aber schon in der Nacht wurde es richtig schlimm. Der Nacken verspannte sich, die Schulter schmerzte. Von diesem Zeitpunkt an sollte sich das Drama mehr und mehr aufschaukeln. Am Hinterkopf entwickelte sich ein schmerzhafter Druck; Schmerzen von der Wirbelsäule bis zu den Schulterblättern; der linke Arm tat weh, Tanja konnte nichts mehr heben; an allen schmerzenden Stellen blaue Flecken. Nach einiger Zeit kam eine Kiefersperre hinzu. Von da an konnte Tanja nur noch Brei zu sich nehmen. Die betroffenen Muskeln bauten sich ab. Tanja konnte sich nicht mehr alleine ankleiden. Wenn sie morgens aufstehen wollte, musste sie ihren Kopf festhalten. Täglich nahm Tanja starke Schmerzmittel, abends eine Beruhigungstablette. Und dennoch konnte sie keine Schlafposition finden, die nicht unerträgliche Schmerzen bereitet hätte. Und das alles über zwei lange Jahre.

Den Glauben an die Medizin hat Tanja in dieser Zeit verloren. Von insgesamt fünf Orthopäden erhielt sie lediglich gute Ratschläge. Massage, Krankengymnastik, Akupunktur, Chiropraktik, Osteopathie, eine Mutter-Kind-Kur – all das hat Tanja beim Versuch, die Unfallfolgen zu beseitigen, kennengelernt, und sie hat viel Geld dafür bezahlt. Nichts hat geholfen. Auch in der Uni-Klinik bei einer Kernspintomographie wurde wieder nichts festgestellt.

Und dann die Sensation: Eine Freundin legt ihr ein kleines magnetisches Accessoire auf das linke Schlüsselbein. Tanja verspürt vom ersten Augenblick ein leichtes Kribbeln. Sie trägt das Accessoire und als sie morgens beim Aufstehen wie gewohnt ihren Kopf festhalten will, merkt sie: Es geht auch so! Auch ihren linken Arm konnte sie relativ hoch heben. Die Schmerzen waren auszuhalten.

Von da an ging's bergauf. Alles kam wieder in Gang. Tanja war voller Energie und neu gewonnener Lebenslust. Sie konnte wieder einen Spaziergang mit ihrer Freundin wagen; die Migräneanfälle blieben aus und von dem Tag an, an dem Tanja zum ersten Mal das Magnetaccessoire getragen hat, nimmt sie keine Schmerzmittel mehr.

Manchmal hat sie Schmerzen, aber die sind zu ertragen. Ein Rest Steifheit im Nacken ist noch da, aber damit kann sie leben, zumal sich ihre Situation weiterhin von Tag zu Tag verbessert. Heute hat Tanja 80 % ihrer Gesundheit wiedererlangt.

Erfahrungen aus der Praxis

Bei einem Schleudertrauma können Magnete helfen. Hier ist die Wirkung ähnlich wie bei Knochenbrüchen: Schmerzen werden vermindert, damit wird die Schonhaltung reduziert, und das Trauma kann besser heilen. Ferner werden durch die bessere Durchblutung und den aktivierten Stoffwechsel die Selbstheilungskräfte des Körpers angeregt. In einer Doppelblindstudie des Baylor-Instituts für Rehabilitationsforschung in Houston, USA wurde die schmerzstillende Wirkung von Magneten nachgewiesen. Bei Mäusen wurde der Effekt ebenfalls wissenschaftlich in einer Studie von italienischen und kanadischen Forschern festgestellt und im renommierten Fachblatt „Proceedings of the Royal Society" (B, Nr. 269, S. 193) beschrieben.

Gelenke, Muskeln

Arthrose

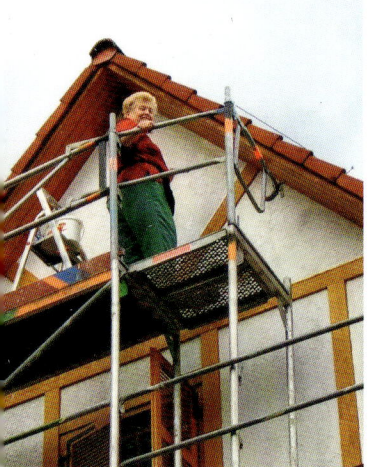

Foto: Irene W.

Ein Leben lang hat die 77-jährige Irene W. aus R. die Anstrengungen, die ein großer Haushalt und die Tätigkeit im Pflegebereich mit sich bringen, gemeistert. Und als vor 15 Jahren ihr Mann stirbt, kommen weitere Aufgaben in Haus und Garten hinzu. Irene kümmert sich um alles und ist in ihrem Haus die gute Seele für gleich drei Familien. Sie freut sich, wenn ihre Kochkünste geschätzt werden, wenn Hemden gebügelt werden müssen, ist sie zur Stelle, und dann sind da noch Hund und Garten – Irenes Tag ist immer randvoll.

Vor fünf Jahren macht sich eine Arthrose in den Händen bemerkbar. Es schmerzt beim Zupacken, und das macht Irene eigentlich den ganzen Tag. Auch der Rücken will nicht mehr so wie früher. „Das Alter", sagt der Arzt und Irene fügt sich dem Schicksal Millionen anderer Menschen.

Vor ca. zwei Jahren schenkt ihr ihre Tochter einen Kupferring, der zusätzlich einen kleinen Magneten trägt. Schon nach wenigen Tagen verringern sich die Schmerzen in den Fingern. Sie gehen nicht ganz zurück, aber die Beweglichkeit ist nahezu wieder voll hergestellt. Gleiches passiert mit dem Rücken, wenn Irene ein Magnetaccessoire auf der schmerzenden Stelle befestigt: Die Schmerzen gehen deutlich zurück.

Bevor Irene jetzt bügeln möchte – man muss wissen, dass sie wahre Berge für die ganze Familie bügelt – legt sie prophylaktisch ihr Magnetaccessoire an und die Arbeit geht ihr leicht und locker von der Hand. Der Rücken hält durch, bis alle Hemden gebügelt im Schrank liegen. Ohne Magnet schafft sie nur zwei. Auch alles andere hat Irene fast schmerzfrei im Griff: Im gepflegten Garten blühen die Blumen und das Essen steht immer rechtzeitig auf dem Tisch.

Aber damit nicht genug: Das Haus muss gestrichen werden, und das macht „Mann" natürlich selbst, bzw. Irene. Gegen den Einspruch der besorgten Töchter lässt Irene ein Gerüst am Haus aufbauen und streicht eigenhändig das ganze Haus – bis zum Giebel, und der ist 14 m hoch. Langsam, aber kontinuierlich schreitet das Werk voran. Tag für Tag steigt Irene aufs Gerüst, bis das ganze Haus geweißt ist. Irene ist ihrem Element; dank Magnetkraft machen Hände und Rücken alles mit.

Erfahrungen aus der Praxis

Vor allem bei einer beginnenden Arthrose kann mit ausreichender Bewegung vorbeugend entgegengewirkt werden. Diese Bewegung sollte allerdings ohne Belastung erfolgen. Schwierig ist es manchmal, den Anfangsschmerz zu überwinden. Wenn das aber gelungen ist, dann berichten viele Patienten von einer Verbesserung mit fortschreitender Bewegung. Wenn Irene mit ihrem Schmuck eine Möglichkeit gefunden hat, den Anfangsschmerz zu überwinden, dann kann man ihr nur raten, so oft wie möglich in Bewegung zu bleiben – zum Beispiel beim langsamen vorsichtigen Streichen des Hauses. Den Farbeimer sollte man ihr allerdings aufs Gerüst tragen.

Magnete können den Anfangsschmerz lindern, da sie die Ausschüttung von endogenen Transmittern erhöhen, damit sinkt die Schmerzschwelle und Irene kann sich leichter bewegen. Auch die Nervenleitfähigkeit wird verändert, auch das könnte ein weiterer Grund sein. Ferner nützt die verbesserte Durchblutung mit mehr Sauerstoff, da der Knorpel ein schlecht genährtes Gewebe ist, das viel Nährstoffversorgung von außen braucht.

Muskelverkrampfung

Wer sich jemals im Zielbereich einer Radrenn-Veranstaltung auf-
halten konnte, der hat nach dem Endspurt mit Sicherheit eins
erfahren können: Radrennen gehört zu den Sportarten, die von
den Aktiven alles fordern, bis an die Grenzen der körperlichen
Leistungsfähigkeit und darüber hinaus. Entsprechend gezeich-
net kommen die Sportler ins Ziel. Auch Fernsehübertragungen
lassen die übermenschliche Anstrengung nachempfinden, wenn
die Profis von ihren Teams in Empfang genommen und in die
Ruhezonen geleitet werden.

Wenn sich Axel W. mit seinen Sportkameraden mehrmals in der
Woche in der traumhaften Landschaft Kretas auf die Trainings-
strecke begibt, dann geht es nicht in die Grenzbereiche. Aber
der Trainingslevel der Sportler verlangt schon etwas mehr als der
normale Amateur für den Ausgleich zur Bürotätigkeit einsetzt.
Fünf bis sieben Stunden sitzen die Sportler teilweise im Sattel
– und der ist sehr hoch positioniert mit der Konsequenz, dass
die Neigung des Oberkörpers stark nach vorne verlagert ist. Die
Folge: Wirbelsäule, Schulter- und Handgelenke werden extrem
beansprucht.

Foto: Axel W.

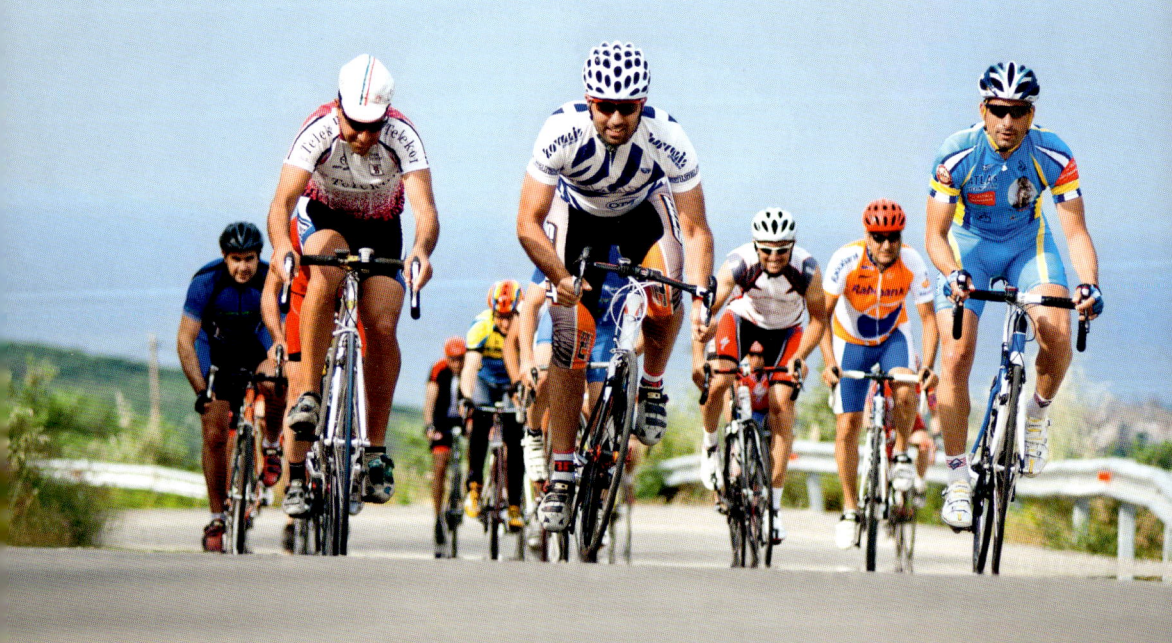

Diese Belastung bleibt auch bei den durchtrainierten Ausdauer-sportlern nicht ohne Folgen. Wer nach dem Training schnell unter die Dusche und deshalb das Trikot mal eben über den Kopf ziehen will, hat oft ohne Hilfe keine Chance: Der Nackenbereich ist durch die stundenlange Belastung verkrampft und oft macht sich diese sogar im Hand- und Armbereich bemerkbar!

Nach seiner verblüffenden Erfahrung mit Magnetkraft, die die Heilung seines komplizierten Handknochenbruchs wesentlich beschleunigt hat (S. 54f), macht Axel einen Test: Er trägt ein Magnet-Accessoire während der langen Trainingsfahrt im Nackenbereich. Und zum Erstaunen seiner Teamkollegen zieht er sofort nach der Ankunft sein Trikot einfach über den Kopf – keinerlei Verkrampfungen – der Nackenbereich ist trotz stundenlanger Belastung locker und entspannt wie nach einer Massage!

Die Kollegen wollen es jetzt auch wissen. Zum nächsten Training bringt Axel für jeden ein Accessoire mit und bei jedem tritt nach dem Training derselbe Effekt auf: keine Nackenprobleme mehr! Nach jahrelanger Erfahrung mit körperlichen Extrembelastungen sind Axel W. und seine Radsportfreunde von der positiven Wirkung der Magnete restlos überzeugt. Ohne Magnetaccessoire geht keiner mehr auf die Strecke.

Erfahrungen aus der Praxis

Gerade im Sportbereich werden Magnete schon lange eingesetzt. Hier verhelfen sie zu einer besseren Durchblutung und können den Zellstoffwechsel aktivieren. Damit treten weniger Verspannungen auf. Sie können auch in den Calciumstoffwechsel eingreifen und sich so positiv auf die Muskelkontraktion auswirken.

Multiple Sklerose

Claudia S. aus I. war 43, als ihr Arzt 2005 die Diagnose Multiple Sklerose stellte. Ein halbes Jahr zuvor hatte Claudia zunächst eine leichte Beeinträchtigung beim Gehen bemerkt. Ihr Gleichgewichtssinn war nicht mehr in Ordnung und mit der linken Hand konnte sie nicht mehr richtig zupacken. Anfangs war alles noch nicht so auffällig und Claudia konnte ihrer Tätigkeit im Einzelhandel weiter nachgehen. Aber es wurde schlimmer. Ihre Gleichgewichtsstörungen wurden so gravierend, dass ihr Gang zum Taumeln wurde. Es war demütigend für sie, wenn Kinder vor ihr zur Seite gezogen wurden, um sie passieren zu lassen. Aber sie schaffte eh nur noch 50 Meter. Das Schlimmste aber war die ständig zunehmende Müdigkeit. Claudia schlief bald regelmäßig 22 Stunden. Man bekam sie einfach nicht wach; eine Teilnahme am Leben war nicht mehr möglich.

Die Krankheit ist nicht leicht zu diagnostizieren, aber schließlich war das Ergebnis der MRT eindeutig: MS. Es folgen mehrere Aufenthalte in der Uniklinik, zweimal Reha und natürlich viele Medikamente. Das Ergebnis ist niederschmetternd: Wir können nichts mehr für Sie tun, Sie sind austherapiert, in einem halben Jahr sitzen Sie aller Voraussicht nach im Rollstuhl.

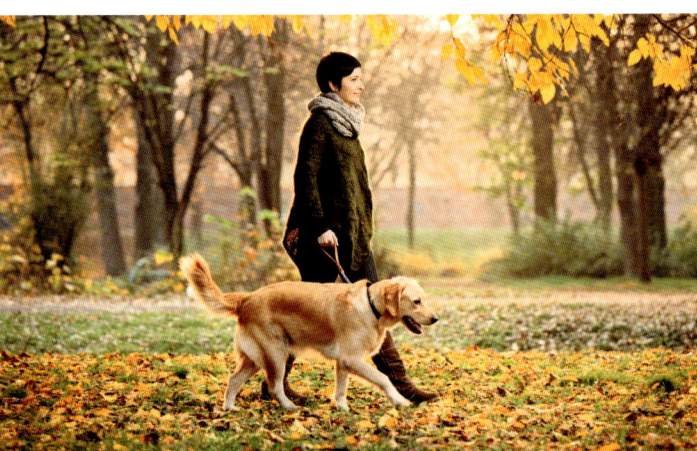

Nachdem Claudia ein Magnetaccessoire trägt, das ihr eine Freundin empfohlen hat, merkt sie zunächst nichts. Aber ihr Physiotherapeut stellt nach drei Wochen fest, dass sich eine Verhärtung im Nacken, an der er schon seit Jahren bisher erfolglos arbeitet, langsam auflöst. Dabei bleibt es nicht: Claudias Zustand verbessert sich allgemein – langsam, aber kontinuierlich. Nach eineinhalb Jahren beträgt ihre Wachphase wieder 14 Stunden, die Beeinträchtigungen beim Gehen bezeichnet sie als erträglich. „Wenn ich wollte, würde ich 10 Kilometer schaffen, aber ich muss noch aufpassen", sagt sie. In der linken Hand sind noch leichte Wahrnehmungsstörungen, aber zusammenfassend kann man sagen: Aus einer Situation ohne Hoffnung ist Claudia zurück im Leben.

Erfahrungen aus der Praxis

Multiple Sklerose ist eine Erkrankung des zentralen Nervensystems, die auf einer Entzündung beruht. Die Ursachen dieser Entzündung sind noch nicht vollständig bekannt.

Aber es ist durchaus möglich, dass Magnete diese Entzündungsreaktion durch eine Veränderung des Immunsystems und die Verbesserung des Zellstoffwechsels verbessern. Zudem steigt die Durchblutung und Verkrampfungen können sich lösen. Magnete scheinen auch die Nervenleitfähigkeit zu verbessern, was auch bei der Wirkung eine Rolle spielen kann.

Rheuma

Das Tennisspiel gehört zum Leben von Angelika B., 58, aus A.
Schon immer hat sich die ehemalige Verwaltungsfachangestellte
mit dieser Sportart fit gehalten, verbunden mit regelmäßigem
Nordic Walking.

Vor ca. fünf Jahren wurde Angelika plötzlich von Schmerzen in
der Hand heimgesucht. In der nächtlichen Ruhephase traten in
der rechten Hand Versteifungen auf. Der Ringfinger war betroffen, aber auch der kleine Finger und der Daumen. Verbunden
waren diese Versteifungen stets mit wahnsinnigen Schmerzen,
die natürlich für regelmäßige Unterbrechungen der Nachtru-
he sorgten. Ans Tennisspielen war nicht mehr zu denken. Der
Schläger fiel ihr einfach aus der Hand. Damit aber nicht genug: Auch beide Fußgelenke waren nach einiger Zeit in Mitleidenschaft gezogen, was dazu führte, dass Angelika morgens vor
Schmerzen kaum aufstehen konnte.

Rheuma, so die Diagnose ihres Arztes. Die Medikamente, die er
verschreibt, schlagen über ein halbes Jahr nicht an. Dafür ma-

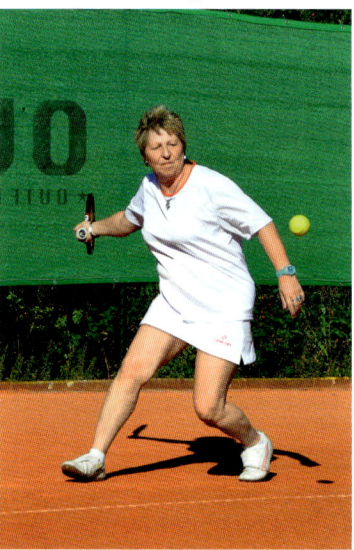

chen sie aber mit Nebenwirkungen auf sich aufmerksam:
Bauch- und Magenkrämpfe
sind ständige Begleiterscheinungen des vergeblichen The-
rapieversuchs. Die Fachklinik
soll's richten. Der Hausarzt
überweist Angelika in eine
Klinik, die auf Rheumaer-
krankungen spezialisiert ist.

Der Termin stand schon
fest, als plötzliche Besserung eintrat. Was war ge-
schehen? Angelika hatte auf
eine Empfehlung hin ein

Foto: Angelika B.

Magnetarmband mit zusätzlichem Kupferelement angelegt. Zusätzlich trug sie ein Magnetaccessoire. Als weitere Maßnahme magnetisierte sie alle Flüssigkeiten, die sie im Laufe des Tages zu sich nahm, sogar das Kartoffelwasser rührte sie vor dem Kochen kurz mit einem Magnetstab um.

Sofort war eine Besserung spürbar, zuerst in der Hand, später auch in den Fußknöcheln. Nach zwei bis drei Monaten war Angelika völlig schmerzfrei. Den Termin in der Fachklinik hatte sie zwischenzeitlich abgesagt.

Seit vier Jahren ist Angelika jetzt wieder gesund und steht wieder mehrmals in der Woche auf dem Tennisplatz.

Erfahrungen aus der Praxis

Rheuma ist ein Überbegriff für viele verschiedene Erkrankungen. Aber alle resultieren aus einem geänderten Immunsystem. Das kann zu Entzündungen des Bindegewebes, der Gelenke, der Schleimhäute oder der Gefäße führen. Bei all diesen Vorgängen im Körper kann Kupfer, dem schon lange eine positive Wirkung bei Rheuma nachgesagt wird, in Kombination mit einem Magneten helfen. Beide verändern und normalisieren das Immunsystem, ferner wird mehr Sauerstoff in das Gewebe gebracht, der Zellstoffwechsel und die Durchblutung bessern sich. Bei Rheuma kann es auch eine Überreaktion des Immunsystems sein, auch das wird durch Magnete verbessert.

Zusätzlich kann es helfen, viel zu trinken und mit basischen Mitteln der Übersäuerung vorzubeugen.

Lupus erythematodes

Was Sonja K. aus M. neben den Schmerzen am meisten belastete, war die Ungewissheit: Sechs Jahre wurde sie nach allen Regeln der Kunst untersucht, bis endlich 2010 während eines vierwöchigen Tagesklinik-Programms in einer rheumatischen Fachklinik Lupus erythematodes diagnostiziert wird, eine Krankheit mit rheumaähnlichen Symptomen, die mit Rötungen der Haut einhergeht.

Um der Ursache für die Schmerzen in ihren Muskeln, die 2004 plötzlich begannen, auf die Spur zu kommen, hatte Sonja alles ausprobiert, was konventionelle und alternative Medizin hergeben. Die Uniklinik kam zu keinem Resultat; traditionelle chinesische Medizin, Bioresonanztherapie und auch diverse Entgiftungstherapien haben nur eins bewirkt: Die Reserven auf Sonjas Konto wurden schmaler und schmaler: 15.000 Euro hat sie für die vergeblichen Ansätze ausgegeben.

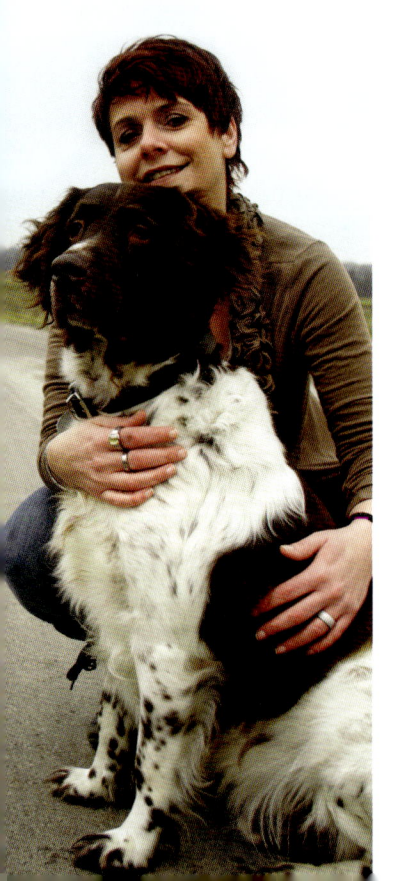

Dabei passte die Krankheit, die sich mehr und mehr verschlimmerte, so gar nicht in ihre Lebensplanung. 2007 hatte sich Sonja mit einem Büroservice selbstständig gemacht. Es läuft gut an, doch die Krankheit wird immer gemeiner: Die Gelenke schwellen an und bringen zusätzliche Schmerzen. Die Gehfähigkeit wird mehr und mehr eingeschränkt, bis sich Sonja nur noch mit kleinen Schritten vorwärts bewegen kann. 2009 – Sonja ist jetzt 36 – kann sie nicht mehr arbeiten.

Schon während ihres Klinikaufenthalts lernt Sonja Magnetschmuck kennen. Zusätzlich zu den neuen Medikamenten probiert sie ein Magnetaccessoire aus und trägt magnetisiertes Wasser auf ihre Haut auf. Der Krankheitsverlauf nimmt eine Wende. Es geht ihr zunehmend besser und zwar auf der ganzen Linie: Die Schmerzen werden weniger, die Schwellungen gehen zurück, die Gehfähigkeit nimmt zu, und als Sonja nach sechs Monaten zur Kontrolle beim Hausarzt antritt, stellt dieser fest, dass das Hautbild sich wesentlich verbessert hat.

Foto: Sonja K.

Sonja hat gefühlte 90 % ihrer Lebensqualität zurückgewonnen. Verantwortlich dafür macht sie das Zusammenspiel der Medikamente und der Magnetkraft. Sonja hat einen Grund für diese Vermutung: Immer wenn sie das Accessoire nicht trägt, kehren die Symptome zurück, verschwinden aber über Nacht wieder, wenn sie das Accessoire wieder anlegt.

Heute ist Sonja zwischendurch komplett schmerzfrei. Die Blutwerte sind super, die Entzündungswerte seit einem halben Jahr in Ordnung. Sonja hat eine neue Anstellung gefunden und schmiedet Pläne, in die Selbstständigkeit zurückzukehren. Und noch jemand profitiert von der wiedergewonnenen Lebensqualität: Wann immer es ihre Zeit zulässt, kümmert sich Sonja um „Leihhund" Sam, der sie auf ihren ausgedehnten Spaziergängen begleitet.

Erfahrungen aus der Praxis

Der Lupus erythematodes gehört zu den Autoimmunerkrankungen. Das Immunsystem richtet sich gegen körpereigenes Gewebe. Dafür, dass Autoimmunerkrankungen zunehmen, gibt es mehrere Ursachen. Auch das abnehmende Magnetfeld der Erde könnte ein Grund dafür sein, dass manche Krankheiten vermehrt auftreten. Man spricht von MFDS, einem Magnetic Field Deficiency Syndrom (Magnetfeld-Mangel-Syndrom). Gerade in Städten mit Autos und Stahlbetongebäuden sind die natürlichen Magnetfelder nochmals reduziert.

Magnete, die am Körper getragen werden, können diesen Mangel ausgleichen, die Immunzellen verändern und die Entzündungsreaktionen im Gewebe und den Gefäßen reduzieren, ohne unerwünschte Nebenwirkungen zu verursachen.

Morbus Bechterew

Ilka. L. aus E. ist eine sportliche, aktive junge Frau. Sie hat gern mit Menschen zu tun, wozu ihr der Beruf als Arzthelferin viel Gelegenheit und auch Erfüllung bietet. Eines Tages treten Schmerzen auf – an Gelenken, im Rücken. Zunächst beachtet Ilka die Schmerzen kaum. Werden schon wieder weggehen, denkt sie. Doch die Schmerzen werden heftiger. Vor allem der Rücken macht Probleme. 2009 – Ilka hat gerade ihren 33. Geburtstag gefeiert – lautet die Diagnose: Morbus Bechterew.

Morbus Bechterew ist eine entzündlich-rheumatische Erkrankung, die vor allem an der Wirbelsäule angreift und diese im späteren Stadium versteifen kann. In der klassischen Medizin gilt die Krankheit als nicht heilbar. Es gibt Erfolge mit der Neurokognitiven Therapie, die sich aber noch nicht in schulmedizinischen oder psychologischen Therapiekonzepten etablieren konnte.

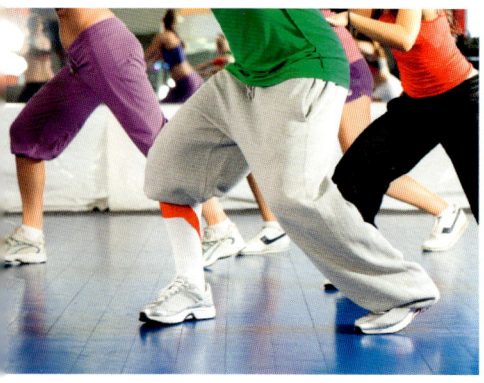

Bei Ilka schreitet die Krankheit voran, was sich vor allem in stärker werdenden Schmerzen der unteren Wirbelsäule bemerkbar macht. Die Schmerzen sind immer da und müssen ständig mit Schmerzmitteln bekämpft werden. Der typische Teufelskreis der permanenten Medikamenteneinnahme beginnt: Nebenwirkungen treten auf, vor allem der Magen rebelliert und verlangt nach Gegenmitteln. Der Rheumatologe therapiert mit Kortison, was die Beschwerden mildert; aber Ilka hat Angst vor weiteren Nebenwirkungen.

Es fällt ihr nicht leicht, aber als Fachfrau weiß Ilka, dass alles andere keinen Sinn macht: Sie stellt sich darauf ein, ein Leben mit ständiger Einnahme von Medikamenten zu führen. Durch Zufall wird sie im September 2010 auf Magnetschmuck aufmerksam. Der soll angeblich helfen. Ilka ist skeptisch, will aber nichts unversucht lassen und probiert ein Accessoire aus. Schon nach zwei Stunden spürt sie was. Es ist noch nicht fassbar, geht aber in Richtung Besserung.

Von da an geht's bergauf. Ilka trägt ihr Magnetaccessoire jetzt täglich und die Schmerzen lassen mehr und mehr nach. Mit ihrem Rheumatologen hat sie vereinbart, die Medikamente abhängig vom Grad der Schmerzen zu nehmen. Ungefähr alle drei Monate muss sie jetzt nur noch zu den Schmerzmitteln greifen.

Ilka weiß, dass sie auf eine gute Körperhaltung achten und mit regelmäßigem Training an ihrer Kondition arbeiten muss. Aber das entspricht eh ihrem Naturell. Und den Tipp der Deutschen Vereinigung Morbus Bechterew e.V., dass fröhliche Menschen sich aufrechter halten, befolgt sie konsequent. Ihre ideale Sportart hat Ilka gefunden: Zumba. Möglich geworden ist der Power-Tanz für sie erst durch ihre weitgehende Schmerzfreiheit, die sie dem Tragen ihres Magnetaccessoires zuordnet.

Erfahrungen aus der Praxis

Körperzellen, die sich in magnetischen Feldern bewegen, können sich in Form, Größe und Funktion verändern. Beim Morbus Bechterew handelt es sich um eine Störung des Immunsystems, bei der die weißen Blutkörperchen verändert sind. Es ist durchaus möglich, dass sich diese durch den Einfluss eines Magnetfelds wieder normalisieren und sich die Krankheit dadurch bessert. Schon schwache Magnetfelder können ausreichen, da sie aufgrund ihrer vollständig penetrierenden Eigenschaft stärker auf lebende Organismen wirken als elektrische Feldlinien.

Abgesehen davon steigern Magnete die körpereigene Produktion von Endorphinen, was ebenfalls schmerzlindernd wirken kann.

Fibromyalgie

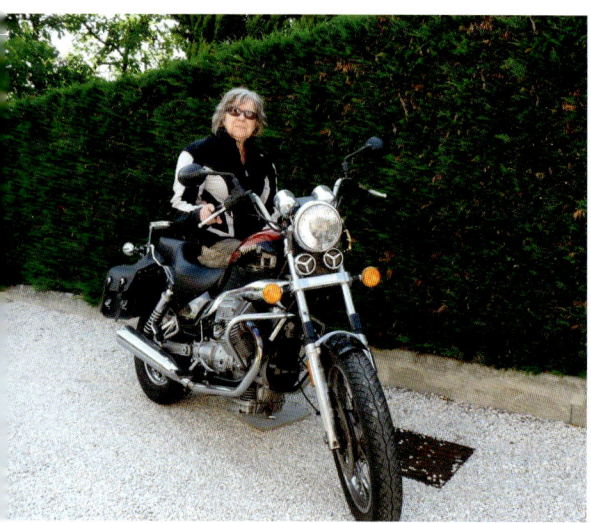

Foto: Claudine B.

Claudine B. aus D. ist 61 Jahre alt und hat viele Jahre als Empfangsdame in einem Versicherungsunternehmen gearbeitet. Natürlich möchte sie jetzt zusammen mit ihrem Mann ihren Lebensabend genießen, zumal ihre Heimat, das Limousin im Herzen Frankreichs, mit seiner herrlich grünen Landschaft dazu reichhaltige Gelegenheiten bietet.

Aber vollkommen ungetrübt kann ihr Dasein nicht verlaufen, denn Claudine leidet seit 40 Jahren an Fibromyalgie. Die Krankheit gilt als nicht heilbar. Sie verursacht Schmerzen in den Muskeln, um die Gelenke herum und im Rücken, worunter Claudine besonders leidet. Die entzündungshemmenden Mittel, die der Arzt ihr verschrieben hat, haben nicht geholfen. Claudine weiß, dass speziell bei ihrer Krankheit die Gefahr des Medikamentenmissbrauchs besonders hoch ist.

Zu den ständigen Schmerzen gesellen sich Konzentrationsschwäche und Niedergeschlagenheit. Ihr Arzt rät, sich auf keinen Fall Stress auszusetzen und so oft wie möglich Übungen zur Entspannung zu machen. Zu gern würde sie diesen Rat befolgen, aber ihre Tätigkeit als Empfangsdame verlangt acht Stunden am Tag höchste Konzentration und flexibles Agieren. Die Gäste und Besucher der Versicherungsgesellschaft wollen natürlich perfekt behandelt werden. Und abends ist Claudine oftmals zu müde, um das Haus nochmal zu verlassen und in die Stadt zum Entspannungstraining zu fahren.

Vor fünf Jahren lernt Claudine B. den Magnetschmuck kennen. Sie ist zunächst vom Design eines Armbands begeistert und denkt überhaupt nicht an einen therapeutischen Nutzen. Aber nach einiger Zeit fällt ihr auf, dass sie sich weniger gestresst fühlt, weniger angespannt. Und auch die Schmerzen im Rücken haben nachgelassen. Sie erinnert sich an den Rat ihres Arztes und will sich selbst aktiv in eine Therapie einbringen.

Der erneute Versuch bringt endlich Erfolg. Claudine ist heute davon überzeugt, dass der Magnetschmuck der Schlüssel zur Bewältigung ihrer Krankheit ist. Erst seitdem sie den Schmuck trägt, findet sie die notwendige Ruhe, um sich auf Entspannungsübungen einzulassen. Häufig findet man sie jetzt im Wellnessinstitut, wo sie viele Stunden verbringt. Sie schwimmt, genießt die Massagen, relaxt und versucht, an die schönen Dinge in ihrem Leben zu denken: an ihren Garten, in dem sie viel Zeit mit ihren Blumen verbringt, und an die Motorradtouren durchs Limousin, durch das sie so oft wie möglich zusammen mit ihrem Mann auf einer schweren Maschine cruist. Mit den Symptomen ihrer Krankheit geht sie sehr viel gelassener um. Die Schmerzen sind sehr viel weniger geworden. Ihr Leben ist wieder schön.

Erfahrungen aus der Praxis

Die Ursache der Fibromyalgie ist noch nicht eindeutig geklärt. Es scheinen aber hauptsächlich genetische, hormonelle, neurophysiologische und psychische Faktoren eine Rolle zu spielen. Besonders dem Serotonin kommt eine wichtige Rolle zu. Die positive Wirkung von Magneten lässt sich gut erklären. Sie können den Gehirnstoffwechsel positiv beeinflussen, so eventuell die Serotoninproduktion steigern, sie wirken den Schmerzen entgegen und können krampflösend wirken. Sie können insgesamt harmonisierend wirken und die Stimmung dadurch heben. Denn auch diese Faktoren spielen bei der Fibromyalgie eine Rolle.

Wadenkrämpfe

Wenn Esther L. aus E. einmal krank ist, kann sie sich eigentlich in den meisten Fällen selbst helfen. Die 45-jährige diplomierte Naturheilpraktikerin arbeitet in ihrer eigenen Praxis, und die Therapien, die gut für ihre zahlreichen Patienten sind, setzt sie natürlich auch bei Eigenbedarf ein.

Eine Ausnahme gab's, und die trat zum ersten Mal vor zehn Jahren auf: Wadenkrämpfe. Nachts waren die stechenden Schmerzen eher lästig, weil die wiederholten Attacken den Schlaf ganz empfindlich gestört haben und Esther nach gymnastischen Gegenmaßnahmen zunächst zwar wieder frei von Schmerzen, dafür aber wieder hellwach war. Gefährlicher jedoch war die zweite Situation, in der die Krämpfe sich typischerweise beim Schwimmen einstellten. Esther war jedes Mal erleichtert, wenn sie das Ufer sicher erreicht hatte.

Als überzeugte Anhängerin der alternativen Medizin greift Esther zum vielfach bewährten Schüssler-Salz, erfährt aber eine nur unzureichende Besserung. Die Krämpfe in der Wade begleiten sie über Jahre.

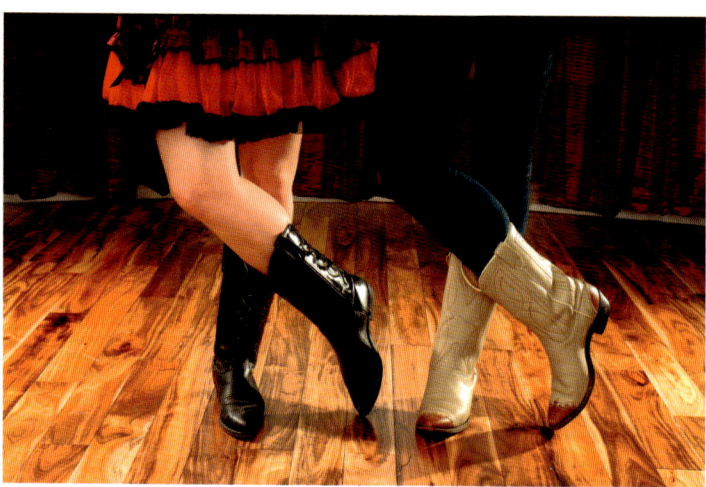

Eine grundlegende Verbesserung tritt erst ein, als Esther vor zweieinhalb Jahren ein Magnetaccessoire ausprobiert. Sie positioniert es am Slip, um so die Darmregion zu erreichen. Denn Esther ist überzeugt, dass der Darm eine wichtige Funktion für unsere Gesundheit darstellt.

Der Erfolg scheint ihr recht zu geben, denn seitdem sind die Krämpfe verschwunden und die Verdauung hat sich wesentlich verbessert. Besonders freut sich Esther darüber, dass sie jetzt wieder in ihrer Freizeit ihrer Lieblingsbeschäftigung nachgehen kann, dem Line Dance – frei von Wadenkrämpfen und der ständigen Angst davor.

Erfahrungen aus der Praxis

Der Magnet könnte hier über eine verbesserte Wirkung des Darmes und damit über eine Entgiftung gewirkt haben. Auch eine weitergeleitete Wirkung mit verbesserter Durchblutung in den Waden ist denkbar. Das Schöne an Magneten ist, dass sie ausgleichend wirken und damit Über- und Unterfunktionen positiv beeinflussen können. In Japan verfügt übrigens jeder sechste Haushalt über Magnete zur komplementären Behandlung von Krankheiten.

Erfahrungen aus der Naturheilpraxis

Seit zwei Jahren arbeitet Naturheilpraktikerin Esther L. in ihrer Praxis mit Magnetschmuck und -accessoires. Inzwischen sagt sie: Ein Magnetschmuckstück gehört in jede Hausapotheke. Schon wenn eine Krankheit sich ankündigt, kann es neben gängigen Hausmitteln unterstützend eingesetzt werden. Auch bei beginnender Menstruation kann ein Magnetaccessoire vorsorglich angebracht werden. So kommt es oftmals gar nicht mehr zum unangenehmen Ziehen.

Ein kleiner Auszug aus erfolgreichen Therapien im Zeitraum 2009 – 2011:

Knieprobleme

Renate S. aus M., 46, wandert gern durch die Berglandschaft ihrer Heimat. Besonders beim Abwärtslaufen treten regelmäßig Schmerzen in den Knien auf. Zwei Magnetaccessoires, die Renate vor Antritt der Wanderung an den kritischen Stellen anbringt, sorgen für schmerzfreie Abstiege, selbst wenn es mal besonders steil bergab geht.

Kopfschmerzen

Bea I. aus B., 26, ist Malerin. Täglich litt sie unter starken Kopfschmerzen, wodurch ihre kreative Tätigkeit vor der Staffelei erheblich beeinträchtigt wurde. Seitdem sie im Nackenbereich ein Magnetaccessoire trägt, nimmt sie deutlich eine Abnahme ihrer Verspannungen wahr. Selbst nach stundenlanger Arbeit treten die Kopfschmerzen nicht mehr auf.

Gelenkschmerzen

Kurt T. aus B. ist 65 und bemerkt seit einiger Zeit ein nachlassendes Gespür in den Händen. Außerdem beklagt er sich über Schmerzen in den Handgelenken. Mit Pulswärmern befestigt er Magnetaccessoires an den schmerzenden Stellen. Die Schmerzen verschwinden, Kurt spürt seine Finger wieder bis in die Spitzen, und auch sein Blutdruck hat sich normalisiert. Was ihn vorher betrübt hatte, ist verschwunden; Kurts Lebensfreude ist zurück-gekehrt.

Fersensporn
Cornelia K. aus Z., 35 Jahre, leidet unter starken Schmerzen am linken Fuß. Der Grund ist ein Fersensporn. Sie kann sich nur noch hinkend fortbewegen. Seitdem sie nachts ein Magnetac-cessoire, das auch Kupfer enthält, mit Hilfe einer Socke unterm Fuß trägt, haben die Schmerzen bis zum erträglichen Bereich nachgelassen.

Karpaltunnel
Die 29-jährige Bürokauffrau Eva S. leidet am Karpaltunnelsyn-drom. Eine Operation erscheint unvermeidbar. Nachdem sie kurze Zeit ein Magnetarmband mit zusätzlichem Kupferele-ment getragen hat, normalisiert sich der Zustand bis zur völligen Schmerzlosigkeit.

Tennisarm
Cornelia M. aus W., 37 Jahre, ist oft auf dem Tennisplatz anzu-treffen – bis das klassische Problem in dieser Sportart auftritt: Tennisarm. Sie befestigt ein Magnet-Accessoire am Ellbogen, be-merkt spontan eine leichte Besserung, schont den Arm einige Tage und kann feststellen, dass die Beeinträchtigung völlig ver-schwunden ist.

Halsstarre
Eigentlich war Karin W. aus B. dem Durchzug gar nicht so lange ausgesetzt und dennoch ereilte sie eine schmerzhafte Halsstarre. Wenn sie sich im Bett umdrehen wollte, musste sie die Hände zu Hilfe nehmen. Ein Magnetaccessoire brachte schnell Besserung. Karin trägt es jetzt ständig an ihrem Schal.

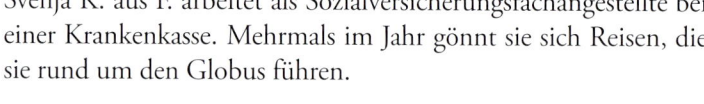

Haut

Neurodermitis

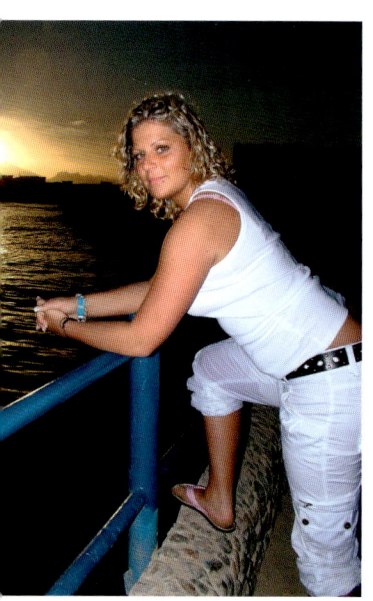

Foto: Svenja K.

Svenja K. aus F. arbeitet als Sozialversicherungsfachangestellte bei einer Krankenkasse. Mehrmals im Jahr gönnt sie sich Reisen, die sie rund um den Globus führen.

Plötzlich vor vier Jahren wird die junge Frau – Svenja hat gerade ihren 25. Geburtstag gefeiert – mit einer Hautkrankheit konfrontiert. An zwei Fingern bilden sich rote Flecken. Es juckt und Svenja hat das Gefühl, sich ständig kratzen zu müssen. Was sie auch tut. Dadurch verschlimmert sich das Problem.

Svenja will ihre Krankheit nicht wahr haben. So schlimm ist es ja nun auch wieder nicht, redet sie sich ein. Und tatsächlich bilden sich die Symptome zu ihrer großen Erleichterung nach einer gewissen Zeit zurück. Doch dann gab es eines Tages Ärger im Büro; kein großes Drama, und schon am nächsten Tag schien alles schon wieder vergessen – doch an Svenjas Fingern waren die roten Flecken wieder aufgetaucht und mit ihnen der unwiderstehliche Juckreiz. „Die Haut ist die Sprache der Seele", sagen nicht nur viele Vertreter alternativer Medizin. Svenja hatte wieder einmal ein Problem verdrängt, aber ihre Seele wollte sich damit nicht zufrieden geben. Sie rebellierte und zeigte ihre Unzufriedenheit, indem sie die Symptome der Krankheit zurückkehren ließ.

In der Folgezeit machte Svenja die Beobachtung, dass die Rötungen an den Fingern immer dann auftauchten, wenn es in ihrem Leben Stress gegeben hatte, egal ob auf der Arbeit oder im privaten Bereich. Am nächsten Tag war der Juckreiz an den Fingern wieder da.

Svenja geht endlich zum Arzt. Der diagnostiziert eine Neurodermitis. Sie könne froh sein, dass nur zwei Finger betroffen seien, sagt der Mediziner, und dass die Symptome nur hin und wieder auftreten. Behandelt wird über einen längeren Zeitraum mit verschiedenen Salben, auch mit Bestrahlung – ohne Erfolg. Nach jedem Konflikt treten die Flecken auf, die nach einer gewissen Zeit wieder verschwinden – bis zum nächsten Konflikt.

Anfang 2011 rät ihr eine Freundin, es einmal mit Magnetschmuck zu probieren. Svenja kauft einen Ring und zusätzlich einen kleinen Wassermagnetstab. Mit diesem rührt sie kurz Wasser in einem Glas um und reibt mit dem magnetisierten Wasser die befallenen Finger ein. Gleichzeitig trägt sie den Ring am geröteten Finger.

Schon nach vier bis fünf Wochen stellt Svenja eine deutliche Verbesserung fest. Das Schema ‚Konflikt – Hautrötung‘ ist durchbrochen; die Haut bleibt frei von Neurodermitis. Svenja wird jetzt erst klar, wie sehr sie ihre Krankheit beeinträchtigt hat. Sie erkennt, dass sie sich nur eingeredet hat, dass die roten Flecken eigentlich gar nicht so schlimm sind. Jetzt weiß sie, dass es besser ist, nach Lösungen zu suchen. Wenn sie jetzt auf ihren Reisen neue Bekanntschaften macht, kann sie mit schönen, makellosen Händen selbstbewusst und sicher auftreten.

Erfahrungen aus der Praxis

Magnetkraft verursacht eine bessere Durchblutung der Haut, dämmt die Entzündung, fördert die Regeneration der Haut und nimmt den Juckreiz. Zudem kann Magnetkraft das vegetative Nervensystem harmonisieren, was bei der Entstehung der Neurodermitis meist auch eine Rolle spielt. Auch das Immunsystem kann sich wieder normalisieren. Insgesamt wirken Magnete harmonisierend und helfen dem Organismus, wieder in seine normale Funktion zu kommen.

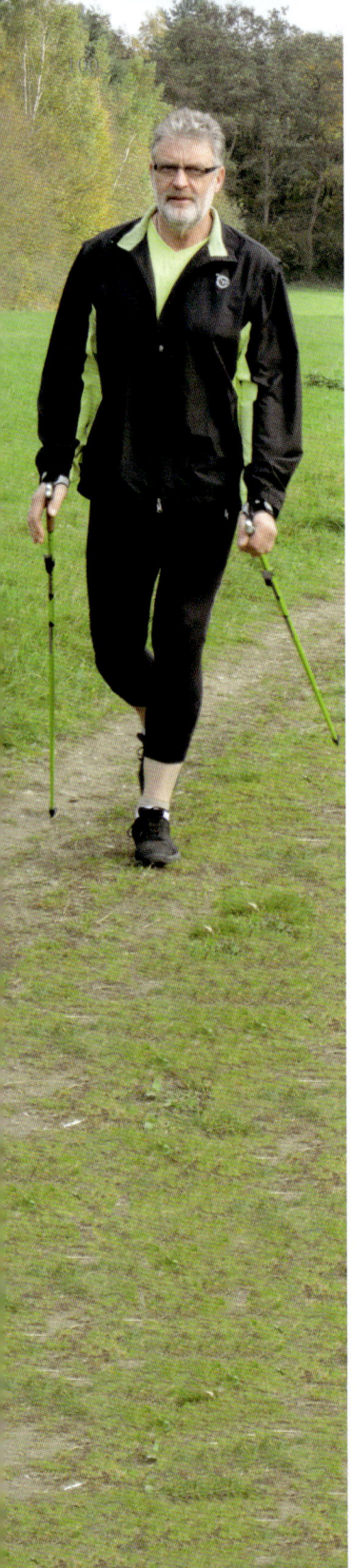

Allergie

Dietmar B. aus K. ist Werkschutzmeister in der Chemieindustrie. In diesem Job muss er fit sein. Deshalb betreibt er Ausdauersport und ist oft auf Nordic Walking-Touren anzutreffen. Grundlage seiner gesunden Ernährung sind die Produkte aus dem eigenen Garten, in dem er sich so oft wie möglich aufhält.

Das war bisher nicht immer ohne Einschränkungen möglich, denn Dietmar ist Allergiker. 30 Jahre lang tobte in seinem Körper eine Kreuzallergie. Frühblüher und Steinobst bildeten das gemeinste Team, das seine Lebensqualität ganz erheblich beeinträchtigte. Über drei Jahrzehnte konnte der Gartenfreund kein Obst und keine Rohkost zu sich nehmen, beim Kartoffelschälen tränten die Augen, beim Kontakt mit Hundehaar befiel ihn Kurzatmigkeit.

Dietmar hat alles unternommen, was die klassische und alternative Medizin einem Allergiker bietet: eine Spritzenkur über drei Jahre, eine Bioresonanztherapie über eineinhalb Jahre, orale Tropfentherapie … alles ohne Erfolg.

Dann brachte eines Tages seine Frau ein Magnetarmband aus der Apotheke mit. „Das tut dir bestimmt gut", meinte sie und sollte Recht bekommen: Nach kurzer Zeit traten die Frühblüher erkennbar ihren Rückzug aus Dietmars Körper an und nach eineinhalb Jahren biss er in einen Apfel, ohne dass sein Körper rebellierte. Der erste Apfel seit 30 Jahren! Es folgten weitere Essversuche, unter anderem mit Rohkost und sogar mit Bananen, was früher undenkbar gewesen wäre. Resultat: Dietmars Speiseplan erweiterte sich von Tag zu Tag.

Drei Jahre sind seit dem Anlegen des Magnetarmbands vergangen und Dietmar ist fast frei von Allergiebeschwerden. All die vielen Beeinträchtigungen, unter denen ein Kreuzallergiker leidet, haben in ganz erheblichem Maße abgenommen.

Foto: Dietmar B.

Im letzten Frühjahr ist Dietmar leichtsinnig geworden. Er wollte Steine in seinem Garten verlegen, und weil er sein Armband schonen wollte, hat er es abgelegt. „Das ging nicht gut", berichtet er. Die Allergie schlug wieder zu. Dietmar hat daraus gelernt und legt sein Armband nur noch nachts ab. „Wenn's kaputt geht, kauf ich halt ein neues."

Erfahrungen aus der Praxis

Allergien können die verschiedensten Ursachen haben. Allen gemeinsam ist jedoch die Fehlsteuerung des Immunsystems. Dieses wehrt sich gegen Feinde, die keine Feinde sind. Es kommt an der einen Stelle zur Überreaktionen, der Allergie. An anderer Stelle können schnell zusätzliche Beeinträchtigungen auftreten, weil die Kräfte, die das Immunsystem überflüssigerweise losschickt, sich auf den falschen Feind konzentrieren und für einen echten Feind nicht mehr genügend Reserven zur Verfügung stehen.

Das Immunsystem hat eine enge Beziehung zum vegetativen Nervensystem. Es besteht aus zwei Strängen, dem anregenden Sympathikus und dem beruhigenden Parasympathikus. Zwischen beiden Strängen muss ein Gleichgewicht bestehen. Kommt es zu Störungen, können diese auch auf das Immunsystem durchschlagen.

Magnetkraft kann das vegetative Nervensystem beeinflussen und auf die Wiederherstellung des Gleichgewichts einwirken. Das kann eine Entspannung des gesamten Organismus bewirken, die auch eine Erweiterung der Blutgefäße und damit über eine verbesserte Blutzufuhr eine Steigerung der Sauerstoffversorgung zur Folge haben kann. All das hat positive Auswirkungen auf das Immunsystem.

Wespenstich

René V. aus W. ist ein geselliger Mensch. Regelmäßig trifft sich der Vermögensberater mit seinen Freunden zum Poker. An warmen Abenden wird draußen gezockt, bei einem kühlen Bier aus der Dose.

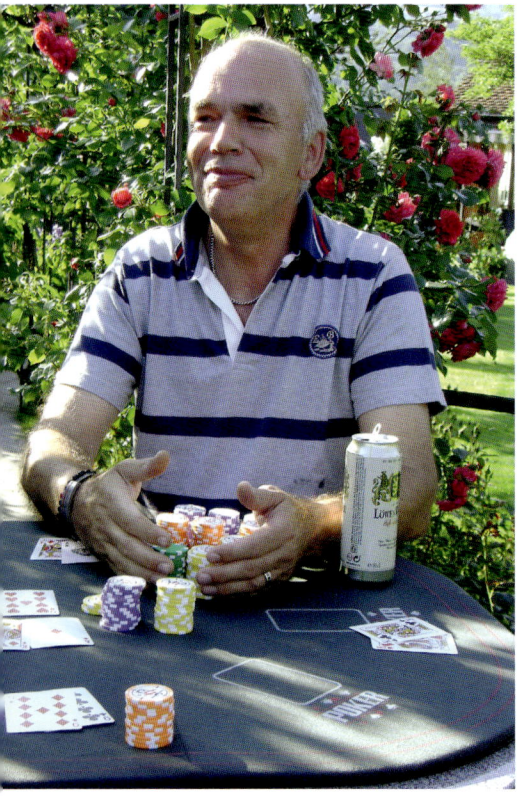

Die Konzentration ist dann natürlich voll auf die Gesichtsausdrücke der Gegner gerichtet. Bluffen sie oder haben sie tatsächlich eine starke Hand und der Einsatz ist futsch? Deshalb bemerkt René nicht, dass sich eine durstige Wespe vom Duft des Bieres angezogen fühlt und schließlich ins Innere seiner Bierdose krabbelt.

Als die Karten für die nächste Runde verteilt werden, nimmt René einen Schluck und mit dem Bier gelangt die Wespe in seinen Mund. Und sticht sofort. In die Unterlippe. René spuckt Bier und Wespe aus, aber der irrsinnige Schmerz bleibt natürlich und brennt wie Feuer.

Am nächsten Tag hat sich der Permanentschmerz in ein Pulsieren gewandelt, wodurch er nicht erträglicher geworden ist. René kühlt die Stelle – ohne Erfolg. Schließlich versucht er es mit einem Magnetaccessoire, von dem er allerdings noch nie gehört hat, dass es auch gegen Wespenstiche helfen soll. Er hält es einfach von außen an die schmerzende Stelle.

Innerhalb von Sekunden ist der Schmerz verschwunden, und auch die Schwellung bildet sich schnell zurück.

Diese Erfahrung machte René vor zwei Jahren. Als ihn im vergangenen Jahr erneut eine Wespe stach – diesmal in den Bauch – griff er sofort zu seinem Accessoire, rieb damit über

die Einstichstelle und verhinderte so jedes Symptom: kein
Schmerz, keine Schwellung. René hat sein Mittel gegen Wespenstiche gefunden.

Erfahrungen aus der Praxis

Magnete können die Durchblutung anregen, aber auch reduzieren, wie in Studien von Morris und Skalak in den USA nachgewiesen wurde. 2007 veröffentlichten sie ihre Ergebnisse.
Bei Entzündungen verringern sie die Blutung, hemmen so die
Schwellung und führen zu einer besseren Heilung. Sicherlich hat
der Magnet bei René auch geholfen, indem er den Stoffwechsel der weißen Blutkörperchen unterstützt und so das Gift der
Wespe schneller neutralisiert hat.

Psoriasis

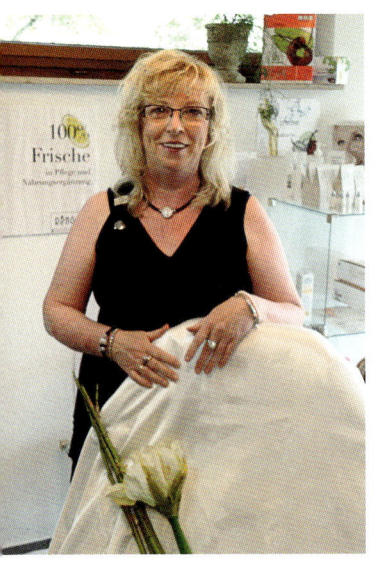

Foto: Andrea W.

Drogistin und Kosmetikerin Andrea W. aus S. betreibt ihren eigenen Kosmetiksalon. Für ihre Kundinnen ist sie die Autorität in Sachen Schönheit und Stilsicherheit.

Aus heiterem Himmel wird Andrea von Psoriasis befallen. Für jeden, der von diesen rötlichen schuppenden Flecken betroffen ist, ist diese Krankheit ein großes Problem. Für die damals 37-jährige Andrea war es besonders schlimm. Als Kosmetikerin war sie immer Vorbild für ihre Kundinnen. Jetzt konnte sie plötzlich ihr ganzes Können darauf richten, eine unansehnliche Hautkrankheit zu verbergen. Der ganze Körper war betroffen. Es begann eine Odyssee von Hautarzt zu Hautarzt. Die unterschiedlichsten Salben kamen zur Anwendung, auch Kortison, nichts hat geholfen.

Andrea ließ sich in die Hautklinik einweisen und probierte die verschiedensten Medikamente aus. In ihrer Verzweiflung nahm sie an mehreren Studien teil, ließ neue Medikamente an sich testen – alles mit mäßigem Erfolg. Die letzte Studie unter dem Schlagwort Gentechnische Infusion und neuster Stand der Wissenschaft führte ebenfalls nicht zum gewünschten Ergebnis. Stattdessen nahm Andrea beängstigende Nebenwirkungen in Kauf.

Die Wende kam per Zufall, an dem die schwäbische Sparsamkeit ihren Anteil hatte. Andrea hatte Magnetschmuck in das Angebot ihres Salons aufgenommen. Sie selbst ist eigentlich kein ausgesprochener Schmuckfan, sondern dachte eher an ihre Kundinnen, weil der Designschmuck – wie sie fand – sehr gut aussah. Zum Sortiment gehörte auch ein Magnetwasserstab. Um seine Verwendung anschaulich zu machen, stellte ihn Andrea in ein gefülltes Wasserglas. Beim Auswechseln wollte „die Schwäbin in ihr" das Wasser nicht einfach weggießen. Eher unbewusst rieb Andrea sich mit dem magnetisierten Wasser die Arme ein.

Es war ihr Mann, der sie wenige Tage später darauf aufmerksam machte, dass sich an ihren Armen etwas verändert hatte: Psoriasis war auf dem Rückzug! Nach weiteren drei Wochen konnte bereits von einer sehr guten Verbesserung gesprochen werden. Und zum Weihnachtsfest war Andrea fast beschwerdefrei.

Seit 10 Jahren konnte Andrea im Sommer ihren Kundinnen zum ersten Mal wieder in Rock und Top gegenübertreten. Sie nimmt keine Medikamente mehr, keine Therapie-Cremes. Mit ihrer Hautklinik hält sie Kontakt. Die bescheinigte ihr beim letzten Besuch einen Pasi-Wert von 1,5. In der schlimmen Zeit lag dieser Wert zwischen 15 und 20.

Auch unter den Kundinnen von Andrea W. leiden einige unter Psoriasis. Die schöpfen nach dem fantastischen Erfolg neue Hoffnung. Andrea W. empfiehlt ihnen, das magnetisierte Wasser zu trinken und die befallenen Stellen damit einzureiben. Auch diese Kundinnen melden erste Verbesserungen. Aber auch das sei gesagt: Bei einem, zum Glück nicht so schweren Fall ist bisher noch keine Reaktion erfolgt.

Erfahrungen aus der Praxis

Bei der Psoriasis reagiert das Immunsystem infolge eines gestörten Stoffwechsels gegen die eigenen Hautzellen und greift diese an. So kommt es zu einer Abstoßungs- und Entzündungsreaktion. Der Einsatz von Wasser zu Heilzwecken hat eine lange Tradition. Magnetisiertes Wasser dürfte dem idealen Quellwasser sehr nahe kommen, das die Entwicklung des Menschen über Jahrtausende begleitet hat. Vor allem der Stoffwechsel ist von der Qualität des Wassers abhängig. Deshalb ist bei Psoriasis sowohl die äußere als auch die innere Anwendung magnetisierten Wassers zu empfehlen.

Hornhautrisse

Seit ihrer Jugend hat die ehemalige Bankangestellte Beatrice N. aus U. ein Problem mit der Haut an ihren Füßen. Es bilden sich Risse: an der Fußsohle, an der Seite und an der Ferse. In der Heizperiode ist es besonders schlimm. Nach vielen Therapieversuchen lindert Kortisonsalbe schließlich die Schmerzen, bringt aber keine grundlegende Besserung.

Dass Beatrice dann keine Satinbettwäsche aufziehen kann, weil die Risskanten an dem feinen Tuch hängenbleiben und neue blutende Wunden mit den entsprechenden Schmerzen verursachen, ist noch das geringste Übel. Auch der übermäßige Verschleiß an Strümpfen ist nicht gravierend. Dramatisch wurde es jedoch, als die heute 54-Jährige Ende der 70er Jahre bei einem Aufenthalt im heißen Israel barfuß am Strand war und sich eine lebensgefährliche Blutvergiftung einfing.

Über Jahrzehnte lebte Beatrice mit dieser erheblichen Beeinträchtigung ihrer Lebensqualität, bis vor drei Monaten der entscheidende Hinweis kam: Ein Freund berichtete von den erstaunlichsten Resultaten durch magnetisiertes Wasser bei unterschiedlichen Hautproblemen. Um dieses Heilwasser herzustellen, müsse einfach nur für einen Zeitraum von fünf bis zehn Minuten ein spezielles Wasser-Magnetaccessoire in normales Leitungswasser gelegt werden.

Beatrice befolgt diesen Rat und peppt seitdem auf diese Weise das einlaufende Badewasser auf. Fünf bis zehn Minuten dauert dieser Vorgang. Nach zwei Wochen stellt Beatrice eine erhebliche Verbesserung fest, und nach einem Monat sind die Risse, die sie über Jahrzehnte gequält hatten, verschwunden.

Beatrice setzt diese tägliche Eigentherapie fort, denn sie will nicht riskieren, dass die schmerzenden Risse an den Füßen zurückkommen. Für die Pflege der Füße setzt sie jetzt nur noch eine ganz normale Creme ein. Beatrice ist überglücklich, sich

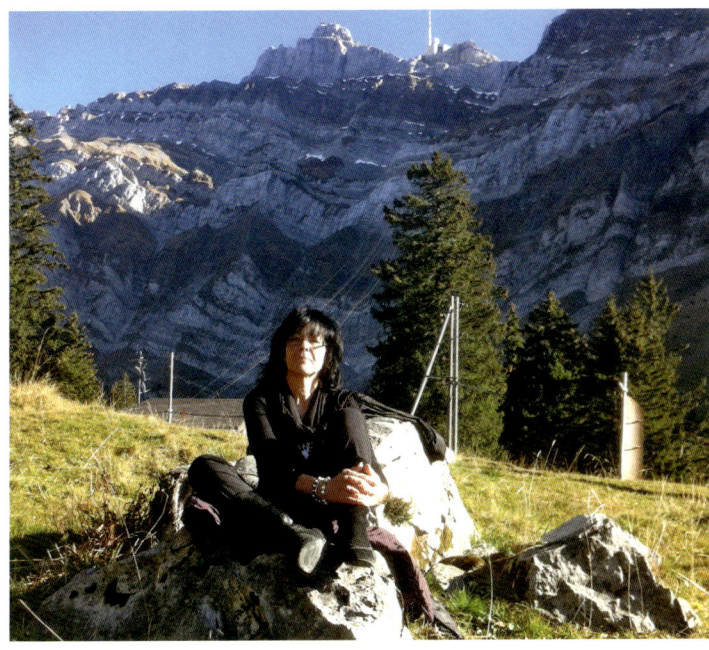

Foto: Beatrice N.

endlich wieder normal bewegen zu können: auf ausgedehnten Spaziergängen und Wanderungen, im Schwimmbad, und ganz besonders freut sie sich auf den nächsten Strandurlaub und auf Barfußgehen durch feinen Sand.

Erfahrungen aus der Praxis

Dieses Beispiel zeigt deutlich, wie gut Magnete wirken können. Sie helfen auch über das Wasser, die Durchblutung und den Zellstoffwechsel zu verbessern. Das führt zu einer besseren Versorgung der Haut und damit zu weniger abgestorbenen Zellen und Verhornung. Man kann also sehen, dass sogar Wasser die magnetische Energie übertragen kann und diese trotzdem noch ankommt. Toller Effekt!

HNO

Pharyngitis

Wann immer es ihre Tätigkeit zulässt, hält sich die 49-jährige Immobilienmaklerin Catherine P. aus St.V. im Gebirge auf. Ihre große Leidenschaft gehört dem Bergsteigen und dem Mountainbiking. Für beide Sportarten muss sie konditionell und gesundheitlich in Höchstform sein.

Catherine ist beides – fast immer. Denn ca. alle drei Monate plagt sie eine Pharyngitis. Die chronische Rachen- und Kehlkopfentzündung hat sie dann fest im Griff. Der Arzt behandelt mit Antibiotika, aber die Symptome kommen immer wieder. Sie hustet sich die Seele aus dem Leib und manchmal ist ihre Stimme komplett weg, was in ihrem Fall besonders schlimm ist. Denn dann kann sie nicht arbeiten und hat als selbstständige

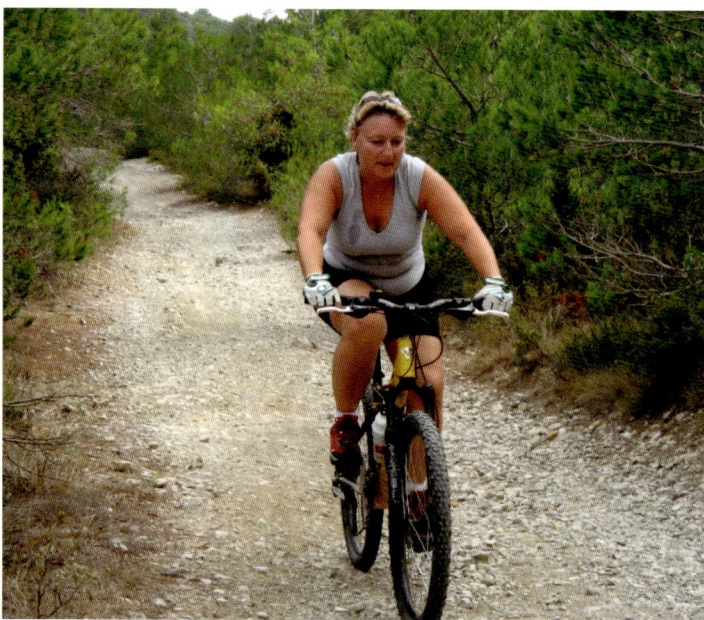

Foto: Catherine P.

Maklerin keine Einkünfte. Catherine hat deshalb unheimliche Angst vor Erkältungen und ist bei all ihren Outdoor-Aktivitäten extrem vorsichtig.

Vor sechs Jahren lernt sie den Magnetschmuck kennen. Ein Kupferarmband gefällt ihr besonders gut. Sie trägt es, und seitdem ist die Krankheit kein einziges Mal wieder aufgetreten. Catherine ist ein echter Magnetschmuck-Fan geworden, was bei diesem Erfolg nicht weiter verwundert.

Von einer Ausnahme muss sie allerdings erzählen: Bei einer Katamaranfahrt will sie ihr favorisiertes Armband schonen und lässt es im Seesack. Prompt fängt sie sich eine Erkältung ein. Seitdem legt sie ihr Armband nie mehr ab. Sie trägt es Tag und Nacht, ohne es zu schonen und hält stattdessen immer eins in Reserve bereit.

Erfahrungen aus der Praxis

Das ist durchaus zu erklären. Die Pharyngitis ist eine Rachenentzündung, die durch Magnete gebessert werden kann. Folgender Mechanismus kommt zur Wirkung: Anregung des Immunsystems, Aktivierung des Stoffwechsels, bessere Durchblutung und Entzündungshemmung.

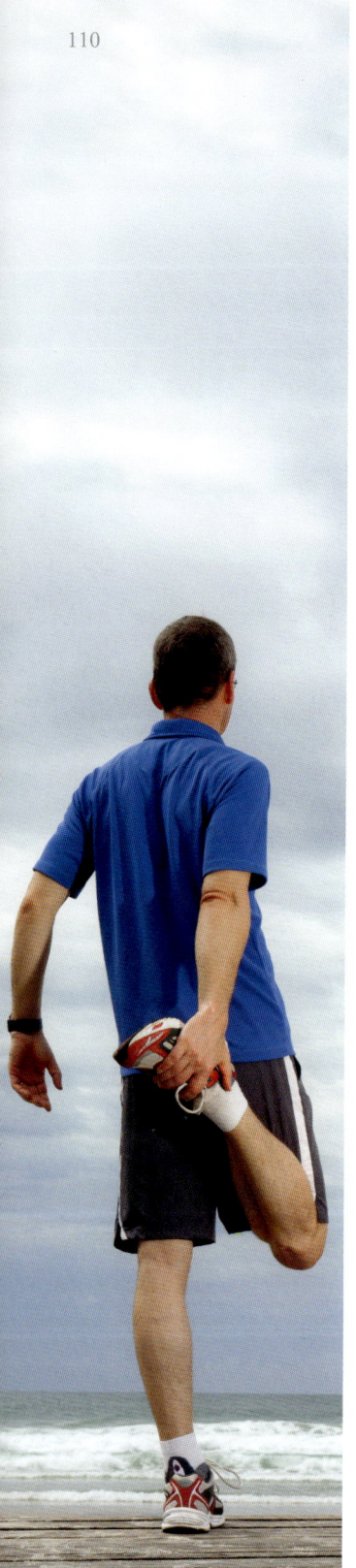

Tinnitus

Betriebswirt Markus G. aus B. gibt Gas. Mit 37 Jahren arbeitet der Workaholik jeden Tag 14 Stunden, manchmal mehr. Und er fühlt sich gut dabei. Markus G. ist Geschäftsführer eines großen Möbelhauses und geht voll in seinem Job auf. Er genießt in seinem Beruf größte Anerkennung, Kunden und Kollegen respektieren seine Leistung, die Finanzen stimmen.

Doch sein Körper ist mit dieser Lebensführung nicht einverstanden. Obwohl Markus versucht, in seiner knappen Freizeit durch Radfahren und Joggen einen Ausgleich zu schaffen, ist er mit seinen Gedanken doch immer bei seinem Job. Und eines Nachts im Jahr 2006 muss der erfolgreiche Manager erfahren, dass es auch für ihn Grenzen gibt: Markus G. wird durch einen unerträglichen Ton in seinem linken Ohr geweckt, irgendetwas zwischen schrillem Pfeifen und Klingeln. An ein Weiterschlafen ist jedenfalls nicht zu denken.

Am nächsten Tag sagt Markus G. seine Vormittagstermine ab und geht zum Hausarzt. Der kennt die Lebensführung seines Patienten und stellt eine schnelle Diagnose: Tinnitus. Mit Infusionen versuchen die Krankenhausärzte, das Problem in den Griff zu bekommen – vergeblich. Massagen könnten helfen. Nach 25 Sitzungen erkennt Markus G.: Der Erfolg ist gleich null. In seinem Ohr pfeift und klingelt es. Vor allem, wenn er sich konzentrieren will, wenn keine Gespräche oder andere Geräusche die Gedanken stören sollen, ist es besonders schlimm.

Markus G. recherchiert selbst im Internet. Was er hier erfährt, ist ernüchternd: Die Chancen auf eine Heilung und darauf, den störenden lästigen Ton im Ohr loszuwerden, sind gering. Schließlich macht ihn ein Heilpraktiker darauf aufmerksam, dass seine Schulter verspannt ist und dass zwischen dieser Verspannung und dem Tinnitus möglicherweise eine Verbindung besteht.

An diese Vermutung muss Markus G. denken, als er durch Zufall auf ein Magnetaccessoire aufmerksam wird. Dieses Accessoire besteht aus zwei Teilen – einem Magnetteil und einem Gegen-stück aus normalem Edelstahl – und kann an jeder Stelle des Körpers getragen werden: mit dem Magnetteil zur Haut; das Me-tallteil kommt von außen auf die Kleidung.

Markus befestigte das Accessoire an seinem Unterhemd in Höhe des linken Schulterblatts. Und endlich: Nach 2-3 Wochen war bei Verspannung und Tinnitus eine deutliche Besserung zu spü-ren. Nach ca. 5 Wochen war der Spuk im Ohr verschwunden.

Markus G. arbeitet inzwischen in einem anderen Unternehmen, wieder auf der Ebene der Geschäftsleitung, und wieder ist der 14-Stunden-Job für ihn die Regel. Die Konsequenz aus seiner Tinnitus-Erfahrung: Bewusster und regelmäßiger aufs Sportrad und in die Joggingschuhe und das Magnetaccessoire immer griff-bereit.

Erfahrungen aus der Praxis

Der Magnetschmuck fördert die Durchblutung, das kann sowohl zu einer Verbesserung des Tinnitus als auch der Verspannungen führen. Ferner kann die Verspannung in diesem Bereich auch zu einer verminderten Durchblutung des Kopfes führen und so den Tinnitus mit auslösen. Der Tinnitus kann auf einer Minder-durchblutung des Ohres oder – was wahrscheinlicher ist – einer Fehlfunktion des entsprechenden Gebietes im Gehirn beruhen.

In der Therapie setzt man unter anderem Sauerstoff und durch-blutungsfördernde Medikamente ein. Ein Magnet wirkt ähnlich. Deswegen kann er bei dieser Erkrankung helfen. Ferner kann er zu einer Normalisierung der Gehirnströme führen und so den Tinnitus beheben.

Schnarchen durch Verengung der Nasenscheidewand

Andreas T. aus Z., 40 Jahre alt, verheiratet, zwei Kinder im Alter von 12 und 2 Jahren, übt als Industrieelektroniker einen interessanten Beruf aus. In seiner Freizeit gönnt sich Andres das Vergnügen, an seinen „fast" Oldtimern zu basteln, in denen dann – vorausgesetzt Andreas hat gut gearbeitet und eine der Karossen befindet sich in fahrbereitem Zustand – die Familie mehr oder weniger ausgedehnte Ausflüge unternimmt.

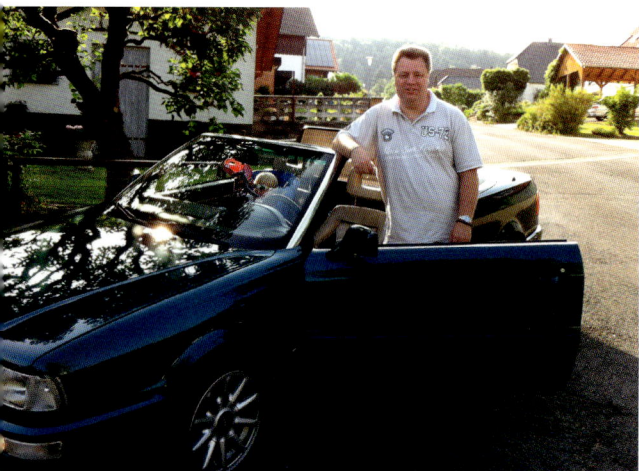

Foto: Andreas T.

So weit so gut, sollte man meinen. Eine zufriedene, harmonische Familie! Tagsüber entspricht dieses Bild der Harmonie auch der Realität. Aber nachts ist die Hölle los – sagt jedenfalls Ehefrau Simone. Während sich Andreas im Schlaf des Gerechten erholt, bekommt Simone kein Auge zu. Denn Andreas schnarcht und zwar mit einer Heftigkeit, dass es nicht mehr lustig ist. Es hilft kein Stupsen und Knuffen und auch kein Rütteln. Andreas atmet kurz durch, dreht sich auf die andere Seite und nach wenigen kräftigen Atemzügen setzen die Schnarchlaute mit unverminderter Heftigkeit wieder ein. Simones geäußerte Mordgelüste sind natürlich scherzhaft gemeint, bringen aber doch zum Ausdruck, dass das Paar ein Problem hat, das keineswegs als Bagatelle einzustufen ist.

Andreas holt ärztlichen Rat ein. Festgestellt wird eine Verengung der Nasenscheidewand. Der Versuch einer operativen Lösung scheitert – Andreas schnarcht weiter Nacht für Nacht. Schließlich entscheiden sich die beiden für getrennte Schlafzimmer. Drei lange Jahre weiß das Paar keine andere Lösung.

Simone trägt Magnetschmuck. Im Sortiment befindet sich auch ein Accessoire in Form eines Herzens, das sich schon gelegentlich bei Rückenschmerzen und Muskelzerrungen bewährt hat. „Das probieren wir jetzt mal aus", schlägt Simone vor, und in den kommenden Nächten trägt Andreas das Herz-Accessoire auf der Brust, das er mit Pflastern befestigt hat.

„Warum hab' ich nicht schon eher daran gedacht", sagt Simone heute, denn die Verbesserung setzt spontan ein. Schon in der ersten Nacht war das Schnarchen deutlich geringer geworden und nach einer Woche vollkommen verschwunden. Das zweite Schlafzimmer wird gerade zum zweiten Kinderzimmer eingerichtet.

Erfahrungen aus der Praxis

Schnarchen kann tatsächlich in einer Beziehung zum echten Problem werden. Mitunter tritt es erst mit steigendem Alter auf, kann aber auch in jungen Jahren bereits äußerst störend sein und Männer wie Frauen gleichermaßen betreffen.

Dass ein Magnetaccessoire, das auf der Brust angebracht wird, Linderung verschafft, erscheint im ersten Augenblick ungewöhnlich. Professor Joseph C. Kirschwink vom California Institute of Technology in Pasadena (USA) gelang jedoch 1992 der Nachweis, dass durch Magnete das Nervensystem beeinflusst werden kann. Deshalb ist es durchaus vorstellbar, dass durch das Magnetherz auf der Brust die Nervenenden im Gewebe der Nasenscheidewand stimuliert werden und die Atemluft die Nase wieder ungehindert durchströmen kann. Da sich durch die Stimulation die Atemwege erweitern, beruhigt sich die Atmung und das Schnarchen kann abnehmen und sogar ganz verschwinden.

Blut, Organe

Bluthochdruck

Nach einer Bandscheiben-OP besuchte Turid Z. aus N. zum ersten Mal wieder ihre Freundin. „Habt ihr einen neuen Hund?", fragte sie erstaunt, als sie an der Tür ein lebhafter Beagle begrüßte, der unmöglich der 14-jährige antriebslose Vierbeiner sein konnte, den sie von früher kannte. Nein, so die Antwort, aber seitdem Peggy-Su ein Magnetschmuckstück am Halsband trage, sei sie wie ausgewechselt. „Das wäre auch was für dich mit deinen Rückenschmerzen."

Jetzt spinnt sie, denkt Turid, die bis vor kurzem mit kühlem Verstand als Einkäuferin in der Metallindustrie gearbeitet hat und jetzt ihr Dasein als Rentnerin genießen will. Allerdings – die Rückenschmerzen nach der OP störten schon sehr, und warum nicht einfach mal probieren.

Das tut sie. Sie befestigt ein Magnetaccessoire an der schlimmen Stelle und siehe da: Die Rückenschmerzen nehmen ab.

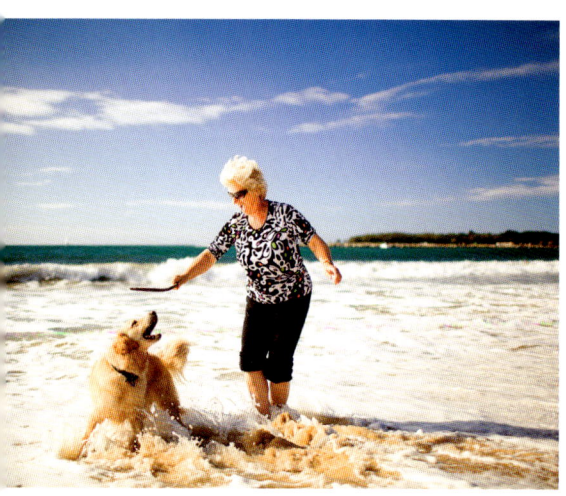

Aber Turid hat seit Jahren ein weiteres gesundheitliches Problem: Sie leidet an hohem Blutdruck. Das war nicht immer so, denn bis vor fünf Jahren war der Druck immer zu niedrig, was ja nicht weiter schlimm war. Aber plötzlich, von heute auf morgen, schlug der Blutdruck um. Turid dachte, ihr Herz springt raus. 210/110 misst ihr Arzt. In der Folgezeit treten Angstzustände auf und sogar Depressionen. Drei Monate hat ihr Hausarzt ausprobiert, welches Medikament helfen könnte. „Es ging mir sauschlecht", erinnert sich Turid. Endlich schlägt eine Tablette an, von der Turid ab jetzt viermal eine halbe pro Tag nimmt.

In diese Zeit fällt der Besuch bei ihrer Freundin und dem alten Borsti mit den anschließenden verminderten Rückenschmerzen. Aber es tritt noch etwas anderes auf: Turid bekommt Schwindelgefühle, die so stark sind, dass sie ihren Arzt fragt. Der misst den Blutdruck und nennt die Werte 95/65.

„Was haben Sie gemacht?", fragt der Mediziner. Turid erzählt vom Magnetschmuck. „Das kann tatsächlich davon kommen", sagt der Arzt. Neue Therapie: Turid trägt weiterhin ihren Magnetschmuck, nimmt täglich nur noch eine halbe Tablette und fühlt sich top: Der Rücken ist wieder in Ordnung, der Blutdruck ist da, wo er sein soll – dem Genuss der Rentenjahre mit Fitness-Studio in der Wintersaison und ausgedehntem Wohnmobilurlaub an der Ostsee im Sommer steht nichts mehr im Wege.

Übrigens: Auch Peggy-Su ist immer noch fit.

Erfahrungen aus der Praxis

Bluthochdruck beruht oft auf einem erhöhten Gefäßwiderstand. In Studien des Labors von Dr. Skalak (USA) wurde bewiesen, dass es Magnete schaffen, den Gefäßdurchmesser der Blutgefäße zu normalisieren und so auf der einen Seite den Blutdruck zu normalisieren, auf der anderen Seite die Durchblutung zu verbessern.

Bluthochdruck / Kopfschmerzen / Partnerschaft

Seit vier Jahrzehnten ist Wolfgang D. aus S. Unternehmer und Unternehmensberater – mit großer Begeisterung und, was für ihn noch wichtiger ist, mit Herz. Wolfgang will die selbst erlebten Erfolge an andere Menschen weitergeben und legt deshalb neben der Persönlichkeitsentwicklung einen Schwerpunkt auf die Existenzgründungsberatung. Wer nach Kinderpause, Scheidung, Krankheit oder Arbeitslosigkeit den Wiedereinstieg ins Berufsleben sucht, der verdient seiner Meinung nach eine echte Chance durch die Betreuung eines Profis.

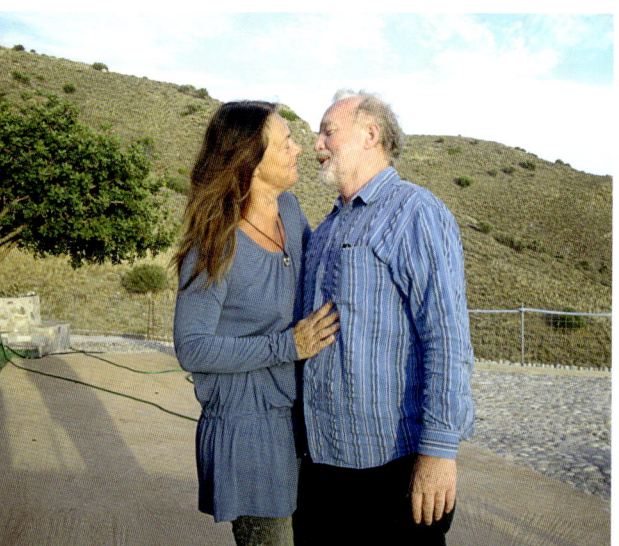

Foto: Wolfgang D.

Wolfgang profitiert bei seiner Tätigkeit von seinen eigenen Erfahrungen. Sein Konzept geht auf und er führt viele Jahre ein erfolgreiches und glückliches Leben, was nicht zuletzt in 20 harmonischen Ehejahren zum Ausdruck kommt.

2006 stellt sein Arzt einen zu hohen Blutdruck fest: 187/120. Was soll's, denkt sich Pragmatiker Wolfgang, dagegen gibt es ja Pillen. Und in der Tat: Schon bald ist ein Medikament gefunden, das den Bluthochdruck mehr als halbiert. Damit ist das Thema aber nicht vom Tisch, denn zeitgleich fängt es an, in der Ehe zu kriseln. Der Haussegen hängt schief. Wolfgang sieht keine andere Erklärung als die möglichen Nebenwirkungen der Medikamente, die er daraufhin absetzt.

Jetzt treten Kopfschmerzen auf – ständig. Wolfgang nimmt deshalb regelmäßig Schmerztabletten. Beiläufig erzählt er einem Bekannten von seinen gesundheitlichen Problemen. Der empfiehlt ihm, ein Magnetarmband zu tragen. Wolfgang vertraut seinem Hausarzt und der Medizin, aber Magnetschmuck?

Egal, er denkt nicht weiter darüber nach, probieren kann man's ja mal. Nach zwei Tagen sind die Kopfschmerzen verschwunden.

Wolfgang geht's gut, er denkt auch nicht mehr an seinen hohen Blutdruck. Nach vier Wochen stellt sein Arzt bei einer Routineuntersuchung fest, dass die Werte perfekter nicht sein können – ganz ohne Medikamente.

Wolfgang ist fest davon überzeugt, dass er durch das simple Tragen eines Magnetarmbands zu seiner alten Form zurückgefunden hat. Auch die Wolken am Ehehimmel sind verflogen. Wann immer es der Terminkalender erlaubt, verbringt Wolfgang zusammen mit seiner Frau glückliche Tage auf Kreta, wo sie vor Kurzem ihren 25. Hochzeitstag gefeiert haben.

Erfahrungen aus der Praxis

Magnete wirken ganzheitlich, das heißt, sie können sowohl ein Zuviel als auch ein Zuwenig ausgleichen. Sie können auf atomarer und subatomarer Ebene wirken und so veränderte Reaktionen von Enzymen oder Zellen auslösen. Ferner wirken sie auf Calcium, Kalium und Magnesium-Ionen. Alle diese Elektrolyte haben einen Einfluss auf erhöhten Blutdruck. Aber auch auf die Psyche können Magnete positiv wirken, indem sie die Neurotransmitter und damit die Stimmung verbessern. Und egal, an welcher Körperstelle der Magnet auch getragen wird, seine Wirkung wird über das Blut weitergegeben.

Dass sich Wolfgangs Kopfschmerzen gebessert haben, könnte sich durch eine Normalisierung der Durchblutung erklären lassen.

Nierenkolik

Schmerzen werden subjektiv empfunden. Was für den einen eine leichte Beeinträchtigung ist, die man wegstecken kann, lässt den anderen aufschreien. Für die Schmerzen, die Romain V. aus G. erlitten hat, gibt es so etwas wie einen objektiven Gradmesser: Pro Anfall verliert er zwei, manchmal drei Kilo an Gewicht und das drei- bis viermal im Jahr.

Romain ist im Herstellungsprozess künstlicher Knie- und Schultergelenke tätig und hat mit seinem Beruf schon viel dazu beigetragen, die Lebensqualität anderer Manschen wieder herzustellen. Er selbst aber leidet seit 30 Jahren an Nierenkoliken. Wenn die Steinchen, die sich in seiner Niere gebildet haben, sich lösen, dann durch die Harnleiter in Richtung Harnblase wandern und sich dabei festsetzen, treten unvorstellbare Schmerzen auf. Bis zu zehn Tagen dauert das Martyrium, das erst aufhört, wenn der Stein in einer Laserbehandlung zertrümmert wird.

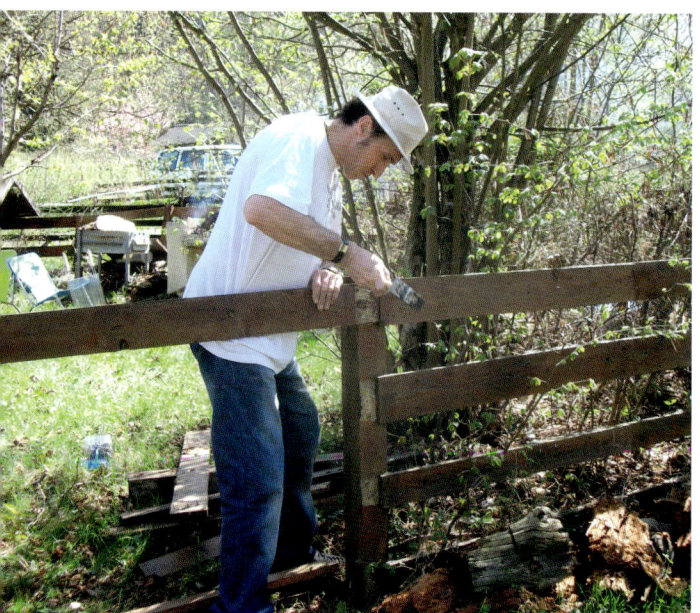

Romain muss entzündungshemmende Medikamente nehmen, die in ihrer Nebenwirkung zu starken Kopfschmerzen führen.

Nach drei Jahrzehnten unerträglicher Schmerzen kommt man zu einem Punkt, an dem man die Hoffnung verliert. Doch Romain hat Glück: Er wird mit dem Thema Magnetschmuck- und accessoires konfrontiert. Es gibt zwar noch keine Erfahrungsberichte, dass die Magnetkraft auch vor Nierenkoliken schützt, aber Romain hat nichts zu verlieren: Seine Situation kann sich nur verbessern.

Foto: Romain V.

Also ersteht er einen Ring und ein Armband und einen so genannten Wasserstab, der, wie die Schmuckstücke, mit einem Neodymmagneten ausgestattet ist. Bevor er ein Glas Wasser trinkt, rührt er das Wasser mit diesem Stab um. Den Schmuck trägt er täglich.

Das war vor zweieinhalb Jahren. Seitdem ist Romain schmerzfrei. Er musste nie wieder wegen seiner Nierensteine ins Krankenhaus unter die Laserkanone, und er hat keine Kopfschmerzen mehr, weil er die Medikamente nicht mehr nimmt. Dafür trinkt er jeden Tag einen Liter Wasser – normales Leitungswasser, das er kurz vor dem Trinken mit seinem Magnetstab umrührt. Romain fühlt sich wie ein neuer Mensch. Endlich kann er an der Lebensqualität der Menschen, der er seinen Beruf gewidmet hat, auch selbst teilnehmen. In seiner Jugend gehörten ausgedehnte Bergtouren zu seinem Leben. Jetzt trifft man ihn wieder rund um die Viertausender seiner Heimat.

Erfahrungen aus der Praxis

Das Magnetfeld der Erde nimmt ab, unser Trinkwasser ist nicht mehr das Quellwasser von einst. Nierensteine sind ein Hinweis darauf, dass die Niere nicht optimal funktioniert und es nicht schafft, bestimmte Stoffe auszuscheiden. Genau hier kommt die Wirkung der Magnete ins Spiel. Besonders die Natrium-Kalium-Pumpe in den Zellwänden wird aktiviert, die dann zu einer besseren Funktion der Zelle und auch der Nierenkanälchen führen kann. So wird der Körper besser entgiftet und schädliche Substanzen werden ausgeschieden. Sicherlich hat auch der Magnetstab die Qualität des Wassers verbessert.

Infektionen

Zahnfleischentzündung

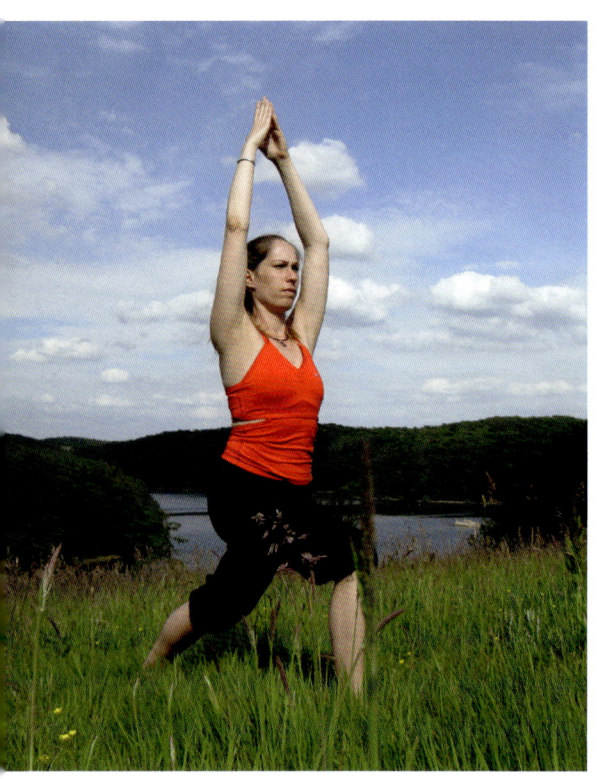

Foto: Beatrice W.

Beatrice W. aus S. gehört zu den Menschen, die sehr verantwortungsbewusst mit ihrem Körper umgehen. Sie betreibt Ausdauersportarten und Krafttraining und achtet auf eine ausgewogene gesunde Ernährung. Den mentalen Ausgleich erreicht die 38-jährige Yoga-Lehrerin mit der Ausübung ihres Berufes.

Soweit ist alles gut. Eines stört jedoch nicht nur die Konzentration bei den Yoga-Übungen: Beatrice leidet schon seit 15 Jahren an einer Zahnfleischentzündung. Diese tritt so heftig auf, dass ihre Zahnärztin befürchtet, dass sich die Krankheit zur Parodontitis auswachsen kann. Das Zahnfleisch blutet beim Zähneputzen und es bilden sich unangenehme Taschen.

Während der Menstruation treten die Symptome besonders heftig auf. Auch die Schwangerschaft vor 12 Jahren war durch verstärkte schmerzhafte Entzündungen getrübt. Hinzu kommt noch, dass die Zahnfleischentzündung mit starker Zahnsteinbildung einhergeht. Alle sechs Monate seit Auftreten der Krankheit vor 15 Jahren geht Beatrice deshalb zu ihrer Zahnärztin und lässt ihre Zähne professionell reinigen, was jedes Mal mit erheblichen Kosten verbunden ist.

Der letzte Zahnarztbesuch war für alle Beteiligten eine große Überraschung: Die Untersuchung ergab keinen Befund; zum ersten Mal kein Zahnstein und keine Entzündung.

Beatrice hat für diese Entwicklung nur eine Erklärung: Vor einem halben Jahr hat sie wegen ihrer Menstruationsbeschwerden ein Magnetaccessoire ausprobiert, das tatsächlich auch sofort zu einer Linderung geführt hat. Gleichzeitig setzte, wie sie sich erst jetzt erinnert, eine Verbesserung der Situation in ihrem Mundraum ein. So richtig aufgefallen war es ihr nicht, denn das Zahnfleischbluten hatte sich, ebenso wie die Schmerzen, nach und nach zurückgebildet. Beatrice ist sich sicher: Das muss es sein. Sie trägt ihr Accessoire jetzt regelmäßig. Und die Harmonie des Yogas wird durch nichts gestört.

Erfahrungen aus der Praxis

Magnete können eine verbesserte Speichelzusammensetzung bewirken. Die Speichelzusammensetzung ist hauptsächlich für Zahnstein verantwortlich. Mit einem besseren Zellmechanismus und einer verbesserten Durchblutung kann der Speichel sich ändern und damit zu weniger Belag führen. Das Zahnfleischbluten kann eine Reaktion auf den Zahnstein sein, aber auch eine eigene Entzündung. Diese bessern Magnete durch Veränderung der Immunbalance.

Streptokokken-Infektion

Gerda K. aus M. leitet ein Seminar, in dem viele suchende Menschen schon Hilfe gefunden haben. Sie bietet Beratung für Seele, Geist und Körper, und wer sich auf Gerdas Erfahrung und Methoden einlässt, dem kann sie zu einer Erweiterung des eigenen Bewusstseins verhelfen.

Eines Tages vor 12 Jahren – Gerda war gerade auf einer Fortbildung – brauchte sie selbst Hilfe. Plötzlich, im Alter von 47 Jahren, war die Frau, zu deren Selbstverständnis das bewusste Umgehen mit dem eigenen Körper und die entsprechende Kontrollierbarkeit gehört, nahezu bewegungsunfähig. Am ganzen Körper schmerzten die Gelenke; ganz besonders schlimm betroffen war die Hüfte.

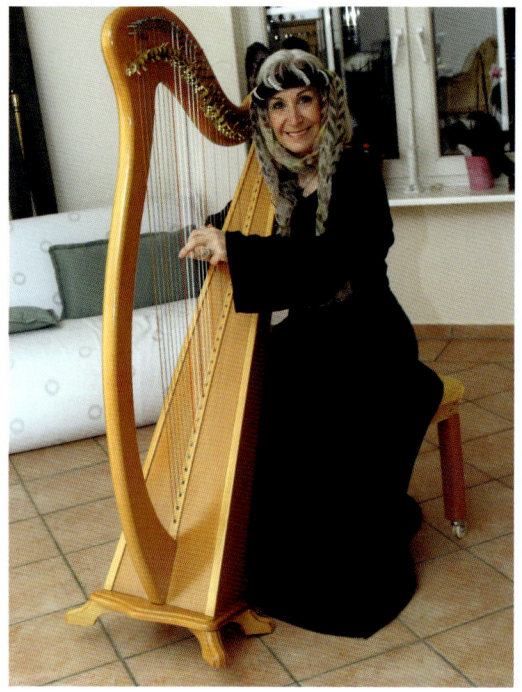

Foto: Gerda K.

Eine Ursache konnte gefunden werden: Streptokokken-Infektion. Aber die Schmerzen bleiben. Selbst ein Krankenhausaufenthalt bringt keine Linderung. Die Ärzte informieren sie darüber, dass sie dauerhaft für den Rest ihres Lebens von Antibiotika und Schmerzmitteln abhängig sein wird – für Gerda eine schreckliche Vorstellung.

Therapien mehrerer konsultierter Heilpraktiker führen zu einer Reduzierung der Schmerzen, bewirken aber letztlich nur, dass Gerda sich für die Dauer von einer Stunde schmerzfrei bewegen kann – und die ist jedes Mal schnell vorbei.

Eine Bekannte macht Gerda auf ein Magnetaccessoire aufmerksam, das in solchen Fällen helfen soll. Sie probiert es aus, und nachdem sie es drei Tage lang getragen hat, will Gerda eine dringende Arbeit im geliebten Garten in Angriff nehmen. Sie stellt sich zwar darauf ein, dass nach einer Stunde die Gelenkschmerzen wieder auftreten, aber den Anfang will sie trotzdem machen.

„Willst du nicht mal eine Pause machen?", fragt ihre besorgte Freundin, nachdem die übliche Stunde längst verstrichen ist, aber Gerda will weiterarbeiten: Acht Stunden setzt sie ihre Arbeit fort – eine Leistung, die auch unter normalen gesundheitlichen Bedingungen beachtlich ist.

Das Accessoire, das zu diesem Zeitpunkt nur geliehen war, trägt Gerda jetzt Tag und Nacht. Weil ihr Körper sofort reagiert, wenn sie es mal nicht trägt, ist das Accessoire zur Dauertherapie geworden.

Seit einiger Zeit spielt Gerda Harfe. Wie kaum ein zweites Instrument verlangt das Harfe-Spiel elegante und harmonische Bewegungsabläufe der Finger, Hände und Arme. Ohne ihr Magnetaccessoire – davon ist sie überzeugt – könnte Gerda ihrer Passion nicht nachgehen.

Erfahrungen aus der Praxis

Magnete können das Immunsystem bei der Bekämpfung von Infektionen unterstützen, ferner die Durchblutung verbessern und die Phagozytose der Leukozyten (Zerstörung der Bakterien) steigern.

Sie können auch die innere Lebensenergie, das Chi, steigern und Yin und Yang, die zwei entgegengesetzten Energien, harmonisieren. Manche nehmen sogar an, dass das Chi die innere Bioelektrizität ist. Das bedeutet, Magnete gleichen aus und unterstützen den Körper bei seiner Selbstheilung.

Pfeiffersches Drüsenfieber

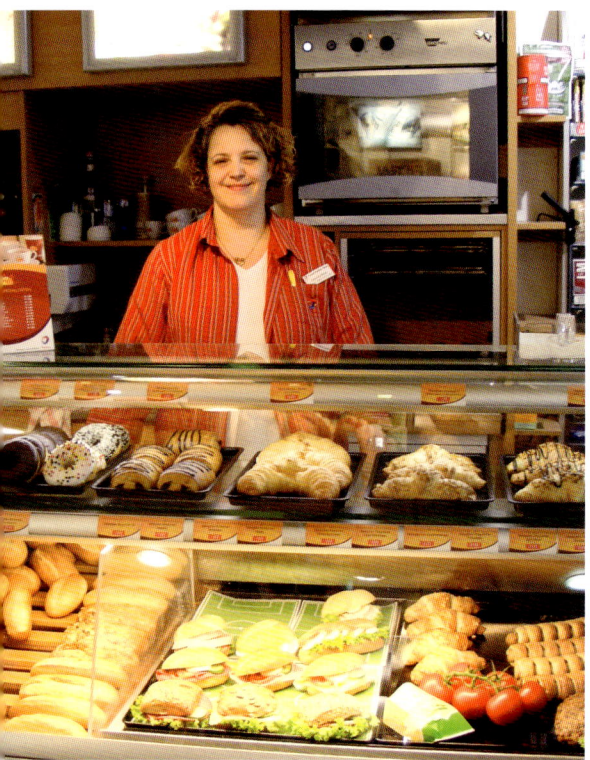

Foto: Daniela M.

Daniela M. aus K. fühlt sich eines Tages nicht so gut. Die 30-Jährige arbeitet in einer Großküche. Kein leichter Job, körperlich sehr anstrengend und jeden Tag mit viel Stress verbunden. Die Abläufe sind vielfältig und exakt geplant, die Teams arbeiten einander zu, jeder ist von jedem abhängig. Für die gelernte Hauswirtschafterin ist das alles kein Problem. Im Gegenteil: Sie geht in ihrem Beruf voll auf.

Bis eines Tages diese Schwäche auftritt. Sie fühle sich so komisch, muss sie ihrer Kollegin gestehen. Die macht sie denn auch gleich auf die geröteten Wangen aufmerksam: „Ich glaub', du hast Fieber."

Der Arzt diagnostiziert eine Grippe, verschreibt ein Antibiotikum, dazu ein Fieber senkendes Mittel. Ansonsten rät er zur Ruhe. Daniela weiß an diesem Tag noch nicht, dass sie insgesamt ein ganzes Jahr lang krankgeschrieben sein wird. Denn als sich nach drei Wochen immer noch keine Besserung abzeichnet, werden weitere Untersuchungen und Tests durchgeführt. Das Ergebnis: Pfeiffersches Drüsenfieber. In zwei bis drei Wochen werde die Krankheit vorbei sein.

Aber die Schwäche bleibt. Daniela schafft nicht einmal mehr den eigenen Haushalt. Das Wohnzimmer kurz mal durchzusaugen, ist für sie der reinste Horror. Wirksame Mittel gegen ihre Krankheit gibt es keine. Ihr Arzt empfiehlt weiterhin Ruhe und rät zu Mitteln, die das Immunsystem stärken. Die zahlt allerdings nicht die Krankenkasse. Daniela nimmt diese Mittel, aber die Schwäche bleibt.

Ein Dreivierteljahr geht gar nichts. „Versuch's doch einfach mal mit diesem Armband", rät ihr schließlich eine Freundin. Daniela greift nach jedem Strohhalm. Warum also nicht dieses Armband mit dem kleinen Magneten ausprobieren? Dazu ersteht sie noch ein Accessoire, das mit einem besonders starken Magneten ausgestattet ist.

Wenn Daniela heute vom weiteren Verlauf ihrer Krankheit berichtet, kann sie ihr ungläubiges Erstaunen immer noch nicht verbergen: „Was soll ich sagen: Nach drei bis vier Wochen war das Fieber weg und meine Energie kehrte immer mehr zurück."

Heute ist Daniela wieder voll leistungsfähig. Zusammen mit ihrem Mann betreibt sie eine Tankstelle. Beileibe kein leichter Job, aber die beiden haben ihren Beruf gefunden. In der Freizeit planen sie die jährliche Kreuzfahrt, die sie für die Mühen des Fulltimejobs entschädigt. Die Symptome der Drüsenkrankheit treten nur noch hin und wieder und dann in sehr abgeschwächter Form auf. Nach zwei bis drei Tagen ist alles wieder vorbei, und als überzeugte Magnetschmuckträgerin sieht Daniela ihrer Zukunft sehr gelassen entgegen.

Erfahrungen aus der Praxis

Das Pfeiffersche Drüsenfieber ist eine Infektion, die den ganzen Organismus sehr in Mitleidenschaft ziehen kann. Magnetschmuck kann der Entzündung entgegenwirken. Das Immunsystem wird gestärkt und so der gesamte Organismus, ebenso wie der Stoffwechsel, bei der Bekämpfung der Infektion unterstützt. So lassen sich die Erreger besser eliminieren.

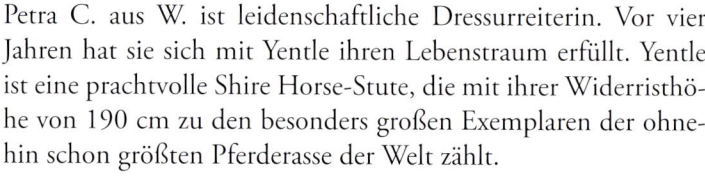

Tiermedizin

Hufgeschwür

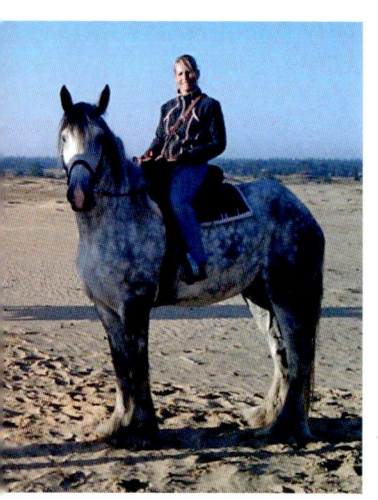

Foto: Petra C.

Petra C. aus W. ist leidenschaftliche Dressurreiterin. Vor vier Jahren hat sie sich mit Yentle ihren Lebenstraum erfüllt. Yentle ist eine prachtvolle Shire Horse-Stute, die mit ihrer Widerristhöhe von 190 cm zu den besonders großen Exemplaren der ohnehin schon größten Pferderasse der Welt zählt.

Yentle gehört zur Familie. Die drei Kinder im Alter von 7, 8 und 15 Jahren sind mit ihrem Riesen aufgewachsen. Ihr Ehemann ist Reiter aus Leidenschaft mit Hufschmiedeambitionen und hat von den drei Familienpferden Petras Yentle besonders ins Herz geschlossen. Wann immer Petra Zeit findet, ist sie auf dem Reitplatz. Alle zwei Tage arbeitet sie mit dem Pferd. An den Wochenenden und im Urlaub trifft sich die Familie mit anderen Pferdefreunden zum Wanderreiten, wobei Yentle mit seiner majestätischen Erscheinung natürlich immer der Blickfang der Gruppe ist.

Im Sommer 2011 fängt Yentle an zu lahmen. Häufig kann ihr Mann ein solches Problem durch eine gezielte Hufpflege schnell beheben, aber diesmal ist es anders. Das Lahmen bleibt und stellt sich als chronische Hufentzündung heraus, die sehr schmerzhaft ist. Die ganze Familie leidet mit. Mehrere Behandlungen beim Tierarzt sind erforderlich; umständliche Bäder verlangen von Mensch und Tier viel Einsatz und Geduld. Mehrere Wochen dauert die Prozedur, die sehr teuer ist. Dann endlich ist Yentle wieder ok, und Petra kann wieder mit ihm arbeiten.

Doch nach einem halben Jahr geht alles wieder von vorne los und dieses Mal schlimmer als zuvor. Yentle schafft es kaum noch vom Paddock zurück in den Stall. Nicht schon wieder, denkt Petra, und erinnert sich an wochenlanges Therapieren und die hohe Rechnung vom Tierarzt.

Petra hat schon häufiger vom Einsatz von Magnetkraft in der Tiermedizin und vor allem auch bei Pferden gehört. Warum es also nicht mal versuchen? Sie befestigt ein Magnetaccessoire am Halfter ihres großen Lieblings und wartet ab. Zunächst scheint es schlimmer zu werden, doch schon Tage später stellt sich eine deutliche Verbesserung ein. Neben der normalen Hufpflege erfährt Yentle keine medizinische Versorgung. Von Tag zu Tag lässt sich die Stute besser bewegen und zwei Wochen nach Anlegen des Magnetaccessoires ist sie wieder vollkommen beschwerdefrei. Petra hofft, dass die Hufentzündung nicht wieder auftritt und wird die Hufe deshalb besonders sorgfältig beobachten, aber falls doch, dann weiß sie, was sie zu tun hat.

Erfahrungen aus der Praxis

Auch bei Tieren können Magnete helfen, was zeigt, dass es sich eben nicht um einen Placeboeffekt handelt. Auch hier unterstützt der Magnet die Durchblutung, das Immunsystem und wirkt ausgleichend, was dem Körper hilft, mit der Entzündung besser fertig zu werden. Die Nervenfunktionen ändern sich auch, sodass Schmerzen nicht ans Gehirn weitergeleitet werden. Sind weniger Schmerzen vorhanden, kommt es auch nicht zu Fehlstellungen und der Teufelskreis ist durchbrochen.

Herzklappenfehler / Tiermedizin

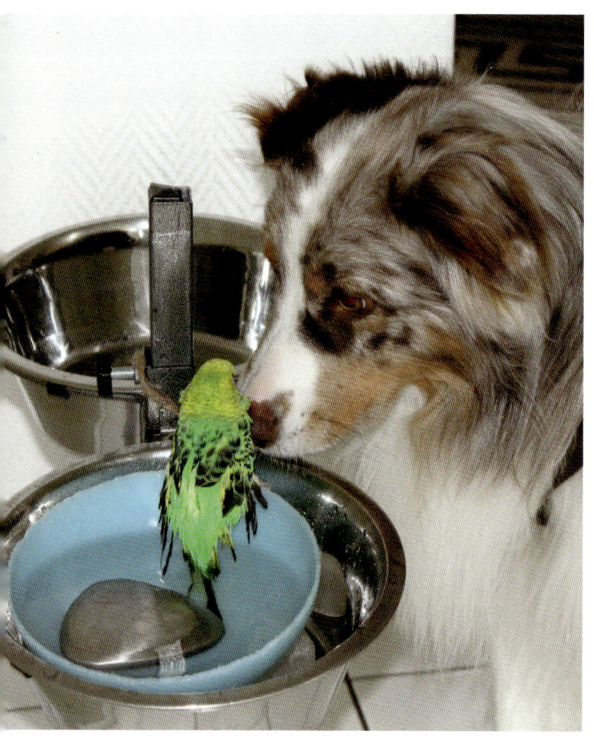

Foto: Sandra M.

Bürokauffrau Sandra M. aus S., 39 Jahre, liebt ihre beiden Australian Shepherds über alles – direkt nach ihrer Familie natürlich. Der Australian Shepherd ist ein Hütehund, der körperlich und mental gefordert werden will. Für Sandra kein Problem, denn die aktive Frau versteht es, ihren Hunden in ihrer knappen Freizeit die notwendigen Anreize und Bewegungsspielräume zu verschaffen. Die Hunde werden ihrer Art gerecht gehalten und sind deshalb auch als Familienhunde wahre Schmuckstücke.

Leider tritt nicht selten bei dieser an sich robusten Rasse ein Herzproblem auf. Und so wurde denn auch vor einem Jahr beim fünfjährigen Linux ein Herzklappenfehler festgestellt. Linux lag nur noch schlapp und müde in seinem Korb und reagierte auf das auffordernde Herumtollen des zwei Jahre jüngeren Chester nur mit unendlich traurigen Blicken. Linux konnte nicht anders: Infolge des Herzfehlers war die Blutzufuhr nicht mehr ausreichend, der Sauerstoffgehalt im Blut war für die gewohnte Shepherd-Agilität zu gering. In kurzer Zeit legte Linux wegen der mangelnden Bewegung 3,5 kg zu – ein verhängnisvoller Kreislauf.

Sandra hielt sich an die Anweisung des Tierarztes und verabreichte die empfohlenen Medikamente. Aber sie wollte mehr für ihren Liebling tun und befestigte deshalb ein Magnetschmuckstück an seinem Halsband.

Beim nächsten Tierarztbesuch war die Überraschung groß. Dass das Temperament des Hundes langsam zurückgekehrt war, war Sandra schon vorher aufgefallen. Dass der Hund nach eineinhalb

Monaten sein Idealgewicht von 23 kg wieder erreicht hatte, war schon enorm. Geradezu sensationell aber waren die Blutdruckwerte von 125/80, gemessen nach einer dreistündigen Autofahrt. EKG, Sauerstoffgehalt im Blut – alles war wieder in Ordnung. „Lassen Sie das Magnetschmuckstück auf jeden Fall am Halsband", so der Rat des Tiermediziners, der für den raschen und umfassenden Heilungserfolg keine rechte Erklärung wusste.

Linux ist wieder fit wie zuvor. Zur Herzstärkung gibt's Weißdorntee und natürlich das dekorative Halsband mit Magnetschmuck.

Das ist jedoch nicht die einzige Tierfabel aus Sandras Haus: Eine Nachbarin brachte ihr den bedauernswerten todkranken Sittich Max. Sie konnte das Leiden des geliebten Federviehs nicht länger mit ansehen und wollte den Vogel für die letzten Tage in Sandras Obhut geben. Nach dem Erfolgserlebnis mit dem Magnetschmuckstück war Sandra sehr zuversichtlich und besprühte ihren neuen Mitbewohner vorsichtig mit Wasser, das sie zuvor mit einem Accessoire magnetisiert hatte. Nach drei Tagen besserte sich der Zustand des Vogels. Das war vor einem Jahr. Max lebt heute noch und badet mit Vorliebe im Hundenapf mit Weißdorntee, der natürlich magnetisiert ist.

Erfahrungen aus der Praxis

Sicherlich hat die verbesserte Sauerstoffsättigung Linux geholfen. Dadurch wird er wieder agiler. Außerdem wurde wahrscheinlich auch der Stoffwechsel angekurbelt, Fett wieder abgebaut, das Herz entlastet und besser durchblutet. Gerade die Wirkung bei Tieren zeigt, dass es sich nicht um einen Placeboeffekt handelt.

Stichwortverzeichnis

Dieses Buch hat eine einzige Intention: Es will helfen, Leid zu mindern. Es soll das Wohlbefinden und damit die Lebensqualität steigern. Es will auf gar keinen Fall einen kranken Menschen davon abhalten, zum Arzt zu gehen oder den Arztbesuch hinauszuschieben. Es will lediglich von den Erfahrungen berichten, die andere Menschen mit Magnetschmuck gemacht haben – nicht mehr, aber auch nicht weniger. Am Ende soll ein einfacher Satz stehen: Probier's aus! Vielleicht machst du selbst eine positive Erfahrung. Dann gib sie weiter, berichte darüber und lass viele Menschen daran teilhaben.

Dr. Verena Breitenbach